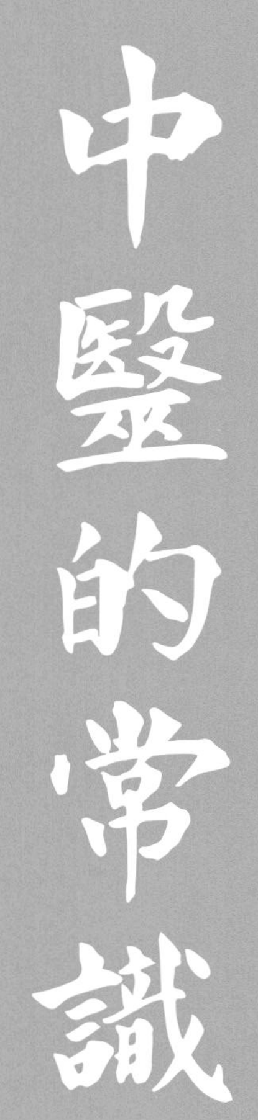

徐文兵 著

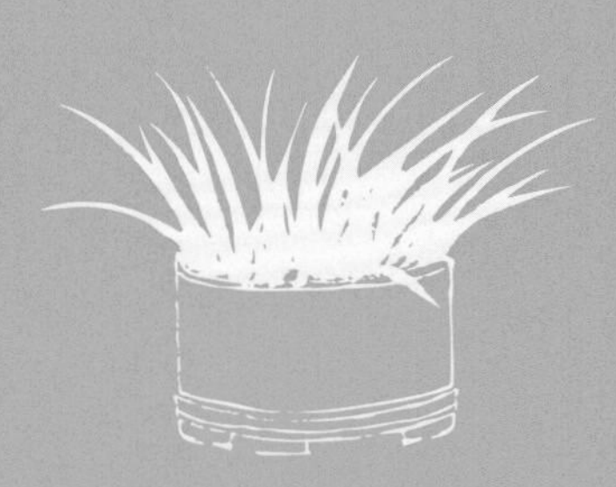

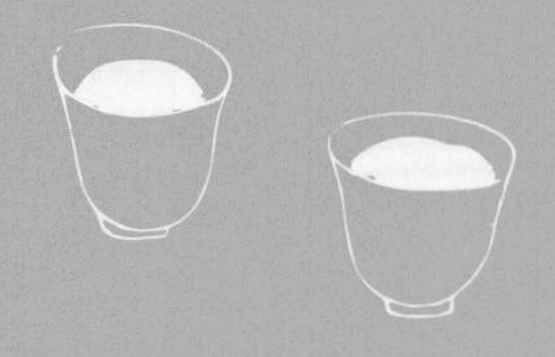

江西科学技术出版社

业 余 学 ， 身 家 用

中醫的常識

业余学，身家用

徐文兵 著

江西科学技术出版社
南昌

认识中医

中医非药物疗法

民以食为天

七情

历史

医案

徐公释疑

第一章 认识中医

有自知之明、自觉之感，方有慧心之悟

我们学中医也好，学道家文化也罢，我认为都有初始阶段、中间阶段和高级阶段。初始阶段是意识层面上的认和识，形成知，也就是认识和认知，形成知识；中间阶段是『修习』，通过修身训练，先恢复自觉，唤醒灵感；最后是高级阶段，就是去感悟、捕捉、感受、接受自然和师长心授的玄妙。如果没有自知之明、自觉之感，就很难有慧心之悟。

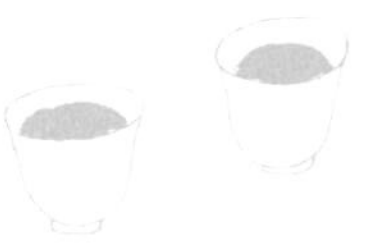

1. 学习中医的收获：在目前的生活状态下做贵人

如果大家真正关爱自己的身心健康，关注自己的生活质量，我个人认为学中医是个很好的入门的途径和方法。

中国现在的趋势是由富向贵的阶段，以前咱们是贫穷。这就说到“贫”和“穷”这两个字了，以前的白话文运动把这两个字混为一谈了。“我没钱”叫“贫”，为什么叫“穷”了？“人穷志短”是对的，人没钱了就志短吗？马云创业的时候也没钱，“穷寇莫追”难道是别追没钱的敌军？“山穷水尽”“行至水穷处，坐看云起时”，穷是走投无路的意思，现在两个字都混用了，没钱也叫“穷”，其实不是。北京人说一个人嘴“贫”，你又说了：“贫”是没钱的意思啊，怎么也叫嘴贫了？因为“贫”和“贱”总是一起用，而嘴贫的意思是说这个人嘴“贱”，所以现在中国人之间的交流存在很大的困难，我说的意思和你认为的意思是两码事。平时我们厚朴的学生在训练的时候都必须明确所说的意思，精准地表达。

“富”和“贵”有什么区别？“富”是有田、有余粮，富和贫是反义词，贵和贱是反义词。你去饭馆点菜：“把最贵的菜上一遍。”这叫“富”，是土豪，不是“贵”；根据今天是什么节气、请什么人吃饭、不同体质的客人点菜，这叫“贵”。

“贵”有个特点是个性，现在是商品社会，薄利多销铺货的时代，哪讲究个性？在这个时代，中医居然被诋毁、诟病，中医治好的病为什么不能重复？当然了，世界上有两片相同的叶子吗？因此，中医的“贵族范”反而被一帮人诋毁。但中医的春天为什么来了？因为现在人有钱了开始追求“我”——“我是谁”，“我”需要什么，什么是适合“我”的……“楚王好细腰，宫中多饿死”是迎合楚王的需要，“我”不喜欢勒裤腰带，就是贵族。

人们在追求个性和品位的过程中，中医被发现了，中医的因时、因地、因人制宜的个性化的治疗，让中医的人文和人情关怀更加可贵，这是从其他医学那里体会不到的。

希望大家看完本书后至少有以下收获：在目前的生活状态下怎么做“贵人”？记住，这个“贵人”不是穿名牌、开豪车、住豪宅，而是活出自己。中国人遗传的身体物质的基因和文化的基因，注定我们应该成为这样的人，如果抛弃了这些特点成为那样的人，就是在“犯贱”。我经常问美丽的女性患者：“你穿衣服是为了让自己觉得舒服，还是为了让别人觉得好看？”她们的回答一般是：“当别人觉得我好看的时候，我就舒服了！”别人怎么说然后我怎么反应，其实，这种活法还是在“犯贱”。

2. 学中医要先认繁体字

1996年北京中医药大学校庆，我们请启功老先生题写了北京中医药大学的匾额，用大理石镶在校门上边。启功老先生写的“医”是“醫”，镶上去不久，来了一个人说这个“醫”字不对。最后生生地把这个字敲掉了，从启功老先生其他的字里找了简体字镶上去。我建议大家学中医的话先认繁体字，因为很多简化字把文字的真正意思抹杀了大半。有人说我是危言耸听，那我举个例子看看。

五脏六腑的“脏”，这个字还念zāng，现在高血脂、高血压、高尿酸、肿瘤患者那么多，都把内脏弄脏了，因此人们看见这个字就觉得很恶心。它是从哪来的呢？是把两个字合并成一个字了。其中“臟”是古字，不带“月”就是“藏”，这是我们古字里的脏（zàng），对应肮脏的是“髒”，念zāng。读古书的时候这俩字分得清清楚楚。

再看一个字：溪。中医有很多穴位跟“溪”有关，比如太溪穴、后溪穴。我们学针灸的时候就问老师：“什么叫太溪？是很大的一条小河吗？这解释不通啊。”老师说：“古人起的名我也不知道。”“溪”是从哪里简化来的呢？“谿”。它跟哪个字相对呢？“谷”。《黄帝内经》中讲：“肉之大会为谷，肉之小会为谿。”就是说在肌肉丰厚的地方有接缝，很宽的一道沟叫谷，很细的一条窄沟叫谿，它讲的是气。

古人把汉字的构成和使用方式归纳为六种形式：象形、指事、会意、形声、转注、假借，这叫汉字的六书。就是说你看到繁体字以后脑子里会出现一个全息的画面，这是中国人高于那些拼音文字民族思维的最大特点。我在美国讲这些东西要用英文翻译汉字的时候，我突然发现，原来我们的祖宗是那么高明。

比如“靈”，描述了一个巫，以口念咒语，沟通天地祈雨，然后雨下来了的过程。中医说到最后是用心体会，汉字简化以后把所有的心全砍了。“愛”，有“心”吧？现在的“爱”还有“心”吗？还有“應”，现在的“应”有“心”吗？

再比如“頭”，为什么带“页”？“頸”“項”是不是也有“页”？颜面的“颜”是不是有“页”？为什么？“页”在这里发音为 xiè，指的是头颅，所有跟头颅有关的汉字都带“页”。我建议大家去认繁体字是有道理的。

3. 现在我们活得很混沌

如果你认真研究汉字，会发现我们活得很混沌。举个例子，“元首”不分，元是零，首是一。故元旦、元宵应该叫“首旦”“首宵”。另外，国家元首应该是两个人，抛头露面的是首，隐藏在背后操纵的是元。就人体而言，每个人也有元首，头颅、头面是首（首级），隐藏、包含在头颅内的脑髓是元（元精）。惭愧啊，汉人不识汉字。

中国人认字但不识字，“认”是知道字的发音、写法、表面含义，“识”是理解背后的来龙去脉、思维体系。比如，“咳”不是“嗽”，“身”不是“体”，“疼”不是“痛”，“觉”不是“悟”。“记”不是“忆”，“记”是把外面的东西单线条地刻进脑袋，如“死记硬背”；“忆”是把经历的内在的体验鲜活地重现，如“忆苦思甜”。

秦汉以后汉字含义逐渐模糊，被混淆使用，连文人、士大夫也“消夜”“夜宵”不分了。苏东坡有“明月夜，短松冈”的词句，欧阳修有《生查子·元夕》一词：“去年元夜时，花市灯如昼。月到柳梢头，人约黄昏后。今年元夜时，月与灯依旧。不见去年人，泪湿春衫袖。”“消夜”“夜宵”不分的原因可能与平仄选字有关，宵为阳，夜为阴。

当字义模糊、词不达意的时候，很难想象操弄这门语言文字的人能清楚地理解、继承什么，表达、阐述什么。多少人习惯说“我咳嗽”，而不是说“我咳”，或“我嗽”；多少人说“疼痛”，但分辨不清“疼”还是“痛”。患者搞不清楚，可以理解；大夫分不清楚，就是失职。

学中医也好，学道家文化也罢，我认为都有初始阶段、中间阶段和高级阶段。初始阶段是意识层面上的“认”和“识”，形成“知”，也就是“认识”和“认知”，形成“知识”；中间阶段是“修习”，通过修身训练，先恢复“自觉”，唤醒“灵感”；最后是高级阶段，就是去感悟、捕捉、感受、接受自然和师长心授的玄妙。**如果没有自知之明、自觉之感，就很难有慧心之悟。**

先说“认识”，我们现在有些白话文特别讨厌，把古文很精辟、言简意赅的一个字意思，搞得混沌而且复杂，甚至会把一些反义词当成同义词。比如现在说的“褒贬”是什么意思？“褒贬是买主”，就是说这个东西不好的人才是真正的买家。现在的意思就把“褒”抹掉了，只剩下“贬”。其实，“褒”“贬”互为反义词，“褒”是好，“贬”是不好。同样的情况还有我们现在说的“舍得”——“你这么不舍得”，把“舍得”变成了“舍”的意思。

“认”和“识”有什么区别？比如“认人”和“识人”，认人是指肉眼感官层次上对人的分辨、指认，但这会出现问题——如果这个人整了容，你就可能认不出来了。但常言道“剥了皮我也认得你的骨头”“烧成灰我也认得你”，这叫什么？这叫“识”。

“识”是什么意思？你看跟“识”相关的东西都是抽象的，我们经常说一句话：“等闲识得东风面。”把“东风”拿来让你认一认，你肉眼看不见，认不得，但你识得它，是吧？

“莫愁前路无知己，天下谁人不识君。”我出去以后，人家不认得我，但是一听声音，“哦，你是讲《黄帝内经》的那个人”。这叫什么？他识得我。这种“识”是什么？是在一个更高层次上的了解。

现在大家的问题是认字不识字，写出一个汉字，认得不？认得；这个字是什么意思？就开始抓耳挠腮。比如，前面讲过的“穷”，什么叫穷？现在一说人没钱，叫什么？叫穷人，可是为什么现在人们觉得没钱就是穷？因为都把“贫穷”两个字一起用。古代讲的没钱是家徒四壁，一贫如洗。这叫“贫”。“穷”是走投无路的意思，“穷寇莫追”是什么意思？不追走投无路的人，不要把人逼急了，而要围三阙一，给人出路。否则的话，把人逼到绝路上，人家会跟你拼命的。

另外，山穷水尽，“行到水穷处，坐看云起时”。“穷且益坚，不坠青云之志”是什么意思？为追求理想自己都走投无路了，仍然不放弃。现在如果拿白话文去理解古人的意思，就是没钱的时候我也追求理想……现在都认钱了。

如果我们修炼到了高级层次，可以不借助文字传道。但我们没修炼到高级层次的时候，怎么办呢？只能踏踏实实地去认字、识字。我写过一本书叫《字里藏医》，教大家学中医先从识字入手。我们为什么要逐字逐句地讲《黄帝内经》？就是说，起码在识字这个层面上，先解读一下古人的意思。我们现在活得浅薄、粗鄙、糙，理解不了古人的那种深刻。因此，学道家、学中医，咱们先拿本书，把里面不认得的字，查查字典搞清楚是发什么音，是什么意思，然后听老师讲字本身的含义，先达到一种“认识”。

4. 学中医最大的困难是什么

现在学习中医最大的困难是什么？我们丢失了自己的传统。这个传统的其中一部分就是文化，比如我下面要讲的这几个字——“学”“习”“中”“医”。

“学”“习”本来是两个概念，“学”是什么意思？“人非生而知之者”，因此我们一定要学；“习”是什么意思？“学而时习之，不亦说乎”，“习”是两只小鸟在阳光下学飞。如果翻译成英文，“学”是 study，“习”是 practice。厚朴中医学堂的东面一部分是中医学堂，是干什么的？是 study，去“认”、去“识”，去形成你的“知”，提高你的“智”；西面是诊所，是干什么的？是 practice，实践学来的东西。我把它归结为“学习”中医。

我经常问，“中”是什么意思？很多人答不上来。“中”是“中原”的意思，关于中华文明的发源地，自古有夷夏之说：东夷、西戎、南蛮、北狄，中间是一个文明比较发达的地方，我们的文明是黄帝文明，是从中间来的。

“医”是什么意思？“矢”是箭，“匚”是一种容器，“医”的本义是盛弓弩矢的器具。古人打仗经常会用到弓箭，中箭了怎么办？就去找大夫。“医”的繁体是“醫”。“殳”是古代的剪刀和镊子，“酉”是用来消毒和麻醉的酒（华佗的麻沸散必须用酒作溶剂）。因此，“醫”就是外科手术的抢救画面。

汉字的造字法主要有象形、指事、会意、形声四种方法，传达的意思都很充分。现在我们的“医”字就剩下“中箭”的事了，后面的事都没了。

因此，我们学习中医或传统文化，一定要先从文字入手。我大概用十年的时间写了一本书——《字里藏医》。为什么会写这本书？我在美国讲课以及给外国人治病时，需要把汉字翻译成英文说给他们听。翻译的时候，我突然发现自己不识字，为什么这么说呢？比如，“咳嗽”怎么翻译？cough，那是把“咳”翻译成cough，还是把“嗽”翻译成cough？为什么古人创造出两个字？患者找我看病说：“大夫，我咳嗽。”我问：“你是咳，还是嗽？”患者说：“啊，这有什么区别？”

首先我们应该承认，这俩字是有区别的，不然古人为什么造出这两个字？第二，区别在哪儿？我去翻字典发现，咳者嗽也，嗽者咳也。这就像你问，男厕所在哪儿？在女厕所的边儿上；女厕所在哪儿？在男厕所的边儿上。没办法再往下深究了。

为什么要深究？因为**作为一个大夫，要知道每个症状的病机是不一样的，病机不一样，治则就不一样，用药就不一样。**

我们不是为了研究字而研究字。我们上大学时说，有痰叫咳，没痰叫嗽。但咳也有干咳，如果有痰叫咳，那干咳算什么？你说没痰叫嗽，京剧老生出场之前都要痰嗽一声，那是干嘛呢？中国人把这个症状分得很清楚：如果你是通过气管的震动，把气管里不干净的气体、黏液、痰排出来，这叫咳；通过逆向运动把食道和胃里的黏液排出来，这叫嗽。

两个痰的来源不一样，脾为生痰之源，肺为储痰之器，咳是肺的病，嗽是胃的病。**所以治咳要治肺，治嗽要治胃。**其实，古人把咳和嗽分得很清楚，我们现在都把它们混为一谈了。

很简单，认清了这两字，中医治病的方法就知道了。

5. 不“识”字，吵架都没法吵

中国古人说话言简意赅，没有那么多废话。为什么？刻甲骨、竹简多费劲，能用一个字说完就不用俩字儿。这是古人的高明和严谨。白话文是什么意思？我们哄小孩儿，穿鞋不说穿鞋，说穿板板；吃饭不说吃饭，说吃饭饭。为什么这么说呢？对幼稚的人就要用幼稚的语言，很啰唆。但啰里啰唆还不可怕，怕的是用着用着就产生歧义了，最后搞得大家不知道这个字是什么意思。

再比如“走”，古人说的“走”就是“跑”。什么叫“走狗”？翻译成英文是 running dog，不是散步的 walking dog。“走狗”就是屁颠屁颠跑着给别人办事的人。“扁鹊望桓侯而还走”，意思是扁鹊转身就跑了。这才符合当时的语境。以前陕北大生产运动中排了个剧目叫《夫妻识字》，我说不对，应该叫《夫妻认字》。因为“认”是指具象，能指认。把犯罪嫌疑人往那儿一摆，这人你认得不？认得，那你了解他吗？什么叫“知人知面不知心”？就是说你对这个人认而不识。识是什么？“识”是高度抽象，对本质、本性的把握，不是指具象。

我们现在吵架都没法吵，貌似我们说的都是汉语，用的都是汉字，但你表达的是你的意思，我表达的是我的意思，或者我作为一个老师想表达我的意思，到你那儿成你的意思了，最后没学好还说中医有问题。所以，大家碰到词的时候，求求你想一想，把它给分开，一个字一个字地去识。

举一个例子：疼痛，翻译成英文单词是 pain、suffering、ache……但没有一个英文单词能解释它俩的区别。平心堂的张主任研究诗词音律，点了我一下：汉字的发音有阴阳，一声、二声往上挑，属阳；三声、四声往下坠，属阴。因此，中国人把尖锐的、烧灼的、开放的感觉称为疼；把封闭的、沉闷的、阴寒的、闷重的感觉称为痛。阳性的可以用冷冻疗法，比如敷冰块，“疼”字里面有个“冬”；阴寒的可以用开通疗法，因为“痛”字里有个甬道的“甬”，通则不痛，痛则不通。

还有“身体”这两个字。经常有人问我：“徐大夫，锻炼身体好不好？”我说：“你是锻炼身，还是锻炼体？”“啊？这有什么区别？”人活到四五十岁居然连身和体都分不清楚。身是身躯，躯是躯干，体是分支。谁重要？

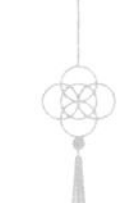

什么叫四体不勤？不是说胳膊、腿不动？没有胳膊、腿的人还能不能活啊？当然能。所以请问您是健身呢？还是健体？是本重要，还是末重要？但所有在健身房里的人都是在健体，也发生了很多猝死的事件。当气血不足的时候，人的本能肯定要牺牲末梢的血液循环，让血液留在躯干里，这是本能的自我保护。结果，这些人强迫自己的气血往四肢流，最后躯干里没血了，因此导致了猝死。某公司的 CEO 死在了跑步机上；某足球评论员死在了宾馆，为什么死在宾馆？他喝完酒以后去快走，说要把酒精分解掉。人喝完酒本来心跳就快，如果再让血往四肢流，心脏受不了，只能崩溃。我说这种人为什么死呢？因为不识字。

什么叫"健身"？内家拳健身的第一步就是站桩，胳膊、腿不动，跟树桩一样在那站着，然后所有的五脏六腑开始调整，胃肠开始蠕动，开始打嗝、放屁，这叫"健身"。《黄帝内经》里讲"独立守神"，神的根就在自己的身躯里。

6. 反思自己为什么活得太糙

隔行如隔山，医这个行业，不论中医、西医，它的复杂性和变化都是很难驾驭和把握的。如果想学几年医就去治自己的病或给别人治病，很难。但还有一句话，"隔行不隔理"，不论你是做什么行业，你要给我讲清楚你治病的思路和道理，这是可以相通的。**学中医文化，不见得大家非要变成大夫，但要变成一个明事理的人。这样你将来得了病会有一个辩证的态度，有一个从正反面看的态度，形成自己的价值观和看法。**现在很多人就缺乏这种素养。

比如，很多患者问我："徐大夫，我消化不好。"我说："你是消不好，还是化不好？"

消是物理变化。吃块冰，嚼吧嚼吧，咽到肚子里变成零摄氏度的水，再变成跟体温一样的水，这个过程就叫“消”；吃块猪肉，到胃里成肉泥，它还是猪肉，这叫“消”；吃馒头、面条，这都叫“消”。但你吃一口馒头到嘴里突然变成甜味的了，这是化学变化，淀粉多糖变成单糖，你才能尝出甜味。化是化学变化，比如，在消化酶的参与下，把猪肉分解为最基本的氨基酸的单位，吃猪肉长人肉，这是化；庄周化蝶，人变成蝶，这是化……

简单地说，消的过程以口腔的咀嚼和胃的研磨为主，不消往往是狼吞虎咽或有胃病；不化往往是小肠的问题，因为我们的消化酶一般都在小肠里，包括胰液、蛋白酶、脂肪酶、胆汁等。“小肠者，受盛之官，化物出焉。”意思是所有质的变化都是在小肠完成的。小肠又叫赤肠，人应该有“热心肠”，小肠的温度一低，吃进东西就不化。不化的表现，第一个就是过敏，西医分析叫“异体蛋白”。为什么有人喝牛奶拉肚子？因为不化。

小肠的温度不高，这是个大问题。现在人们喝冷饮、穿露脐装、吹空调，搞得自己心寒齿冷，纷纷得怪病。因此，有患者说自己消化不好，我要让他把消化分得清清楚楚，消的问题去治胃，化的问题去治手少阳和足少阳，也就是三焦经和胆经。

再举个例子，辛弃疾说：“休说鲈鱼堪脍，尽西风、季鹰归未？”就是说到秋风起了，鲈鱼下来的时候，这官我不做了，我回去吃我的生鱼片去。

生鱼片是生冷的东西，不好消化，那么生鱼片怎么吃？

第一，要蘸芥末，我们经常说“葱辣鼻子蒜辣心，芥末辣得鬼抽筋”，芥末是振奋三焦的阳气和元气的，能提高“化”的功能。

第二，生鱼片的底下都有一片绿色的叶子，中医称其为苏叶，性辛温，能解鱼蟹毒。很多人吃了河鲜或海鲜后会过敏，得荨麻疹或拉肚子，中医认为就是中了鱼蟹毒的表现。用苏叶裹着吃，就能解毒，不会得病。如果你已经得了荨麻疹或上吐下泻，赶紧煮一锅苏叶汤喝。

第三，生鱼片的盘子上都有白色的萝卜丝。干吗的？可以消食化积。

第四，还会配一碟红色的姜片。

吃生冷的生鱼片要配辛温辛热、消食化积、解毒的食物。有一个治疗寒痰哮喘的方子——三子养亲汤，也可以治疗食积不化，里面有白芥子、苏子、莱菔子。白芥子是植物白芥的干燥成熟种子，芥末是芥菜的种子研磨而成；苏子的叶子叫什么？苏叶；莱菔子的根叫什么？就是白萝卜。所以，吃生鱼片的三种食材——芥末、苏叶、白萝卜，其实就是我们中医化寒痰的药材。

你说中国人的药和食分吗？这么吃饭能不健康吗？可你看看现在，饭店上一碟生鱼片，里面哪有苏叶？拿个塑料片当装饰。以前人们吃螃蟹都要配姜、醋、黄酒，现在是冰镇啤酒加螃蟹，我说你不得痛风谁得痛风！没文化真可怕！

日本把学到的中国唐宋的文明保留了下来。日本人的特点：轴，你是什么样我就是什么样，不带变的，不要小聪明。日本人研究《伤寒论》，把一百一十三个方子分析得清清楚楚，但他们不懂得背后的神韵，就研究字数，比如甘草出现了多少次，生甘草出现了多少次，生附子出现了多少次，炮附子出现了多少次……如果这么读书，就读傻了。

中国人讲的是意在言外，给你这些字是一个引导，让你去体会。有一首诗：“天下文章数三江，三江文章数吾乡，吾乡文章数吾弟，吾为吾弟改文章。”如果要按字去推，有哪个字说“老子天下第一”了？没有。四句连在一起背后产生的意境，这是其他民族掌握不了的。

炙是什么？就是烤肉？其实，烧、烤、炙都是有区别的。烧是放在火里，直接跟火焰接触；烤是利用火焰外围的辐射热；炙是利用火焰顶端的热。炙了以后一些水和油都能出来，你吃油煎的牛排吃半块就饱了，可是吃炙的肉你能吃好几块。为什么？炙的肉有点儿黑，是苦味的。我们都知道饭焦能消食，因此烤肉的那点黑能消肉积。因为肉本身是有咸味的，而苦能泻心。这就是我们中医的文化。

学完汉字你再去读古书，不由得不尊敬古人，不由得不反思自己活得太糙。

7. 从知其然，活到知其所以然这个境界

在认、识的基础上形成了什么呢？形成了我们的“知”，先做到知其然，就很不容易了。比如我爹传我的方子，我靠方子治了很多病，挣了钱，活下来，这已经很不容易了。问题是人有好奇心，他总是想，为什么能治好病？为什么没治好？我觉得，人活到知其所以然这个境界，就有一种快感。一种探索未知，与天地沟通、与古人沟通的那种快感。

如果学中医只活在这个层面上，姑且称之为儒医。儒医有什么特点？很多人夸我：“你真儒雅。”我说：“你这是骂我。”什么叫“儒医”？我说的不是正经的儒，正经的儒比如王阳明，他是要修身的。我说的是诸葛亮骂的腐儒，寻章摘句，皓首穷经，笔下虽有千言，胸中实无一策……一说起话都是排比句。这种儒医被问到“水半夏、清半夏有什么区别？”就该给你查资料了。他就活在这个层次上，没有知其所以然。

我经常说要恢复“知觉”。吃早饭的时候，我一看旁边有人喝一杯牛奶、吃两个煮鸡蛋，新的一天就这么开始了。我特别想问一句，这么吃进去舒服吗？他们认为这就是补充蛋白质、补钙，关键的问题是他不知道这么吃进去以后舒不舒服。我们看，人家动物活得也挺高兴，挺愉快的，人家也不停地繁衍后代，存活在这个世界上。人家靠什么吃饭？你看你们家狗吃东西前，会先干什么？先闻一闻，因为香是添阳气的，先唤起你的魂，再往里吃，这是魄的事。

我们现在吃的很多东西，有味儿，没气。尝一尝有味儿，但是闻一闻不香，而且食物经过冰箱冷冻，真的把它那个气给消灭掉了，甚至会加邪气。你看一些餐馆卖的什么香辣蟹、麻辣香锅、水煮鱼等菜品里，加了很多调料，甚至一些菜里也有添加剂，加的都是邪味儿。

因此，我在临床上看的很多患者，第一，先教他正确的知识；第二，让他恢复“觉”。

8. 称心的往往不如意，如意的往往不称心

前面讲过，在认识的基础上，我们形成了知，知的汇总叫“智”，这是学中医的第一个阶段，也就是在意识层面上对中医有了一定的了解。但这个了解远远不够，因为你还缺乏“慧”。

智和慧有什么区别呢？这就说到了中医的一个根本问题，就是一直当作唯心主义去否定的一个东西，即带“心”和不带“心”的问题。我们都说五脏六腑，其实是六脏六腑。为什么叫“六脏六腑”？因为心有两个，一个是手厥阴心包经，另外一个是手少阴心经。

所有的脏腑都带“月”字边，比如“胃”的底下是“月”，“肾”的底下是“月”，“肠”的左边是“月”，三焦的繁体字“膲”也带“月”……

我告诉大家，这里只有一个字不带“月”，而这个不带“月”的心，是指脱离了肉质器官的形而上——神。

中国人讲心和神从来是不分开的。禅宗有个故事：风动幡动。有个小和尚说风吹旗子动，另一个小和尚说就是旗子动，他们争了半天，师父出来说是你们的心在动。很多人听故事一下子就跳过去了，没有深入思考。谁让风动？地球自转；谁让地球转？太阳；谁让太阳发光？银河；银河为什么也在那儿转？宇宙……研究到最后，就是中国人的精气神学说。

神的意思是引出万物者。这不是我说的，是《说文解字》说的。什么叫“引出万物”？宇宙世间万物都是从那儿来的，翻译成英文应该就是god，造物主的意思。中国古代可是叫神州的啊。因此，小和尚的师父出来说是心动。也就是说，讨论世间万物的存在以及运动方式，到最后应该是神。中医讲，心藏神。

还有一个字叫“意”。人们说，“祝你称心如意”“祝你万事如意”。心和意是不一样的。

还有一个禅宗故事：有个小和尚在庙里长大，有一天被带到城里看见了姑娘，就问师父：“师父、师父，这是什么啊？”师父说：“这是老虎，老虎是吃人的。”晚上回庙里以后，小和尚翻来覆去睡不着。师父问：“你在干吗呢？”小和尚说：“我在想老虎。”

男人喜欢女人，这是本心；师父教他女人是老虎会吃人，这是后天培养的意识。小和尚之所以辗转反侧，是因为心和意在打架。现代人活得痛苦的原因也是如此，于是在人前装一套，回到家里是另外一套，心理素质差点的就会崩溃。

因此，称心的往往不如意，如意的往往不称心。如果顺从本心的话，将来会活得舒服一点。但我们现在都活在意识层面，做给大家看的。一些女同志穿的衣服不利于健康，我说：“你能不能把那个紧身衣、束身衣脱了，冬天你能不能别穿裙子？这样你会舒服一点，健康一点。”她说：“别人觉得我好看，我才舒服。”

现在的中医教科书把心藏神的“神”翻译成mind，这是不对的，mind是意，是可以变的，比如make up your mind，change your mind。但心是与生俱来的，不可以变的。很多人到死也不知道有两个“我”，一个是与生俱来的，另一个是后天塑造出来的。

一个姑娘找对象，她找的是能让她怦然心动的；而姑娘的妈妈替她找对象，动的是“意”，她要考虑这个男孩的收入怎么样，有没有房子，结没结过婚，如果离婚了有没有孩子……这都是后天意识层面的事。但合丈母娘意的，往往闺女不动心；闺女动心的，往往丈母娘不满意。很多家庭悲剧就这么发生了。

有些人没学好钢琴，非逼着孩子学钢琴，把自己的意识强加给孩子，结果孩子会很痛苦；有些人到父母死了以后，才去选自己喜欢的工作；有些人在退休以后，才找到自己发自内心喜欢的东西……

能活得完全从心所欲很难，我们只能在心和意之间尽量找一个平衡点。你要是完全为了爱活着，就不要结婚了，结婚完全是后天的意识行为，是人类社会特有的。我们要在其中找平衡，要了解自己。

以上“认”“识”“知”三个字还是意识层面的东西，离学好中医差了最关键的一步——动心。下面三个字就进入了“慧”的层次——“觉”“感”“悟”。

9. 中医的本源是“巫”

中医的本源是“巫”。在古书中，巫是能沟通天地、鬼神，身体感觉能力非常强的人，但传到后世，人心逐渐涣散、没落，人逐渐退化，丧失了这种本能。这在《庄子》里有很多相关的论述。秦汉以后，“巫”分成了两支，一支进入了庙宇，成为现在所谓的道教；另一支入世，就变成了现在的中医。

在华佗、张仲景那个年代，还有陶弘景、葛洪、孙思邈等人都是道和医不分的，是一体的，从唐开始就变成儒医了。道家是讲修身的，处于静的状态。人只有在静的状态才能开慧，恢复敏锐的感觉能力。儒家是到唐宋的时候把道和佛的东西都拿过去了，全变成了纸面上的东西。

如果一个人没有修身的功夫，就体会不到经络、药性，怎么做大夫？

只能寻章摘句，笔下虽有千言，胸中实无一策，就变成腐儒了。

最后道家隐居山野，中医也没落了。中医没落不是现在的事，从唐以后中医基本上就没落了，没落的标志就是中医和道的分离。

10. 恢复“觉”，恢复魄力

“觉”是什么？我们经常说“感觉”，“感”的层次，其实要比“觉”高得多。从现代医学来讲，“觉”是基本的，就是神经和脊髓的反射。比如你的手碰到了装开水的杯子觉得烫，就会把手收回来，这叫“有觉”；如果手放在杯子上被烫伤了，这叫“无觉”。喝点凉水胃就不舒服，吃点冷饮胃就难受，这叫“有觉”。

现在很多胃病特别重的人，吃嘛嘛香，吃什么都没事，认为自己有一个铁胃。这种人更可怕，查出来都是很重的病。我一直讲，吃水果要吃应季、当地产的，因为水果本身有一种酶，会破坏我们的口腔黏膜和胃的黏膜。那些得病的人经过一些调理以后，慢慢觉得吃水果难受。但现在的人不停地吃水果，最后不难受了，这不是好了，而是“无觉”了。我培养学生，首先会让他们恢复“觉”。

怎么让他们恢复“觉”呢？通过学“茶道”课，我会请非常好的老师教学生们体会喝茶之道。同样的茶，同样的水，同样的杯子，不同人泡喝出的味道不一样。大家开始都不信。这有什么？都是水嘛。哪知道带着病气的人泡出来的茶，就带有一种很邪恶的味。

我一个乳腺癌患者，泡茶以后，让大家尝，结果我们的茶叶老师喝完很难受。总之，学完茶艺课以后，大家对“觉”的感觉就在逐渐恢复。

我们还有烹饪课。上烹饪课就告诉你：同样的材料，同样的程序，不同的人炒出来的味道不一样，甚至同样的人在不同的心情下炒出来的味道也不一样。这是中国人跟天地交流的基本条件。你这方面感觉都很迟钝，

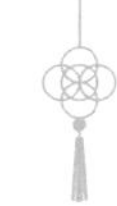

再往深处学，那不大可能。

我有一个学生，他以前打篮球被篮球砸到脸上，眼镜都碎了才反应过来。后来练了一段时间站桩后，他说："我的眼镜再没被篮球砸坏过。"这是种本能的反应。换句话说，如果你的魄力好，一股邪风吹进来，你的腠理马上就闭合了，邪风进不来了；如果你的魄力差，邪风就灌进去了，在身体里游走，你还没反应。我们通过这个训练，可以让自己的觉恢复。

11. 感和觉的区别是什么？是深层次动心

鉴别真假中医有个标准——给你号脉的时候，大夫的手是否是热乎乎的，因为手是热乎乎的代表气能过来。我希望大家能恢复觉，在觉的基础上体会中医讲的气。

再高一个层次——感，就不是低级的神经反射了，而是完全触动了我们的心神。这种感被我们称之为通感，是全息的，是一叶知秋，窥一斑而见全豹的，甚至是可以穿越时空的。也就是说，通过只言片语，通过你提供的一点信息，我可以知道你这个人的全态。这不是第六感，而是人的本能，是每个人都有的。只不过经过几千年的进化，我们把后天的意识培养得太强大，把先天的本能丢掉了。

感和觉的区别是什么？是深层次动心。以前流行一个段子：摸着老婆的手，好像左手摸右手，一点感觉都没有。其实用错字了，触觉还是有的，但是当年谈恋爱时怦然心动的感没了。如果大夫看病，能体会到患者描述的肉体的症状、体征背后的病机，就是感。说起来太容易了，但没有前面的认、识、知的积累，没有觉，没有丰富的临床经验，很难上升到这个层次。

我妈的老师原来住在四合院里，大门后有个影壁。患者到家里看病，一过影壁他就知道这个病该不该他治：患者一过影壁他就心慌，这个病是不治之症；多重的病，哪怕患者被担架抬着进来，过了影壁他没有心慌，这就能治。现在说起来，到感这个层次可以做无言的交流，可以口传心授，可以拈花微笑，可以不借助于文字，甚至语言都是多余的。

其实，每个人都有过这个层次，就是真正谈恋爱时的状态，情侣间默契、心心相印。这个东西没法用语言表达，love you more than I can say，接近于道。到这个层次，可以了解到人的魂魄、情绪，也就是我们说的身心疾病的“心”的状态，可以解决一些普通大夫解决不了的病，也就是说会挖到患者的病根，甚至会深入他的内心，把多年前深深刻在他脑海里的感情、情绪、情感伤害一点一点挖掘出来。

有些人我也不敢治。我很清楚地记得，我中学同学的夫人得了精神分裂症，大老远从大同跑来找我。他们一进诊室的门，我的左脸就发麻，他的夫人那会儿正处于不正常状态，说：“嘿嘿，徐大夫，你跟别的大夫一样，一见到我脸就抽。”这是一种感觉，你让我拿语言、逻辑表达，表达不出来。

科学是认识真理的一个方法和途径，中医也是认识真理的一个方法、途径，咱们互相配合、借鉴可以，如果你拿我符合不符合你的条件来评判我，你是有点一厢情愿。

12. 我们现在都是“宁信度，无自信也”

我现在给很多患者治病，都会让他先恢复知觉。**“知”是学习防病养生的基本道理，而“觉”只能靠自己，谁都替代不了。**

什么叫“觉”？喝口水是冷的还是热的，吃个东西胃舒服不舒服，你应该是有觉的。动物无知但有觉，因此大部分活得很健康。我们现在无知无觉，动不动喝杯冰水再吃饭，不知道好不好吃，也不知道饱胀的感觉。美国为什么有那么多大胖子，因为无觉。

我治胃病，不怕患者说“我胃疼”“我反酸”“我胀气”“我打嗝”……我怕那种一摸肚子冰凉，但这个人吃嘛嘛香，这种患者赶紧去做胃镜。什么意思？家里着火了，报警器响了，这种人不是去灭火，而是把报警器摘了。同样的道理，受伤以后用冰块一敷，不疼了吧？那是觉没了，但伤口还在。疼痛是人体的报警信号，是要让人歇会儿，有的运动员却打封闭针接着跑。困了就该睡觉了，但现在的年轻人喝罐红牛接着熬。

前不久又有一个二十多岁的小姑娘猝死了，开淘宝店熬夜熬的。厚朴一个学生的老岳父已经七十二周岁了，因为痛风来找我，我给他做检查的时候发现肚脐周围阴森森的，冷硬块从中脘到下脘都有。我就问老先生胃难不难受，老先生说：“我一天吃很多水果，吃饭不忌口，胃没毛病。”我开了两周的药，老先生吃完之后症状稍微有所缓解，但硬块不散，我说：“你去做个检查。”

老先生很倔，就是不去。但吃完第二次药，他开始胃疼，于是去医院做胃镜，做第一次，大夫说颜色不对，但取活检没查出问题；做第二次，在幽门附近取了九块，还是没查出来；大夫很负责地说不行，得做第三次，结果查出了胃癌。癌症肯定不是吃我开的药吃出来的吧？两周里我干了什么事？我把他胃里阴寒蒙蔽的东西刚化开，他的觉马上就回来了，觉得自己不对，但是一查还是晚了。

我们现在都是泛科学化了，都只相信仪器。其实，韩非子在两千年前就说：“郑人有欲买履者，先自度其足，而置之其坐。至之市，而忘操之。已得履，乃曰：‘吾忘持度！’反归取之。及反，市罢，遂不得履。人曰：‘何不试之以足？’曰：‘宁信度，无自信也。’”他宁愿相信尺子，也不相信自己的脚。

我们现在只相信仪器对自己的检查结果，不相信自己的感觉。现在出现了特怪的现象，一个人浑身不舒服，到医院查却什么都正常。

你要是相信老天爷造我们的时候，给我们匹配了很好的觉的系统，那请你呵护它、关心它，不要糟蹋它。多少人一头热汗，一盆冷水就浇上去了；有多少电视里播着孩子满头大汗跑回家，拿杯冷饮咕嘟咕嘟灌下去，这都会造成潜移默化的不良影响。

13. 中医是贵族，只能在小范围传播

中国人特别强调饮食。现在人总是琢磨吃什么好，这是分析化验的。其实，中国人有一句古话叫“胃喜为补”，你从小生活在哪里，有什么样的习惯，体内有什么样的消化分解菌群组织，就形成了这套系统，你吃的就跟别人不一样。我们现在都按照科学的方法给自己吃——每天要吃多少克蛋白粉、多少片维生素，吃到最后你感觉活着都没意思。因为这是人最基础的需要，控制它的东西叫魄。

魄比神相对低级，但这是自我保护不可或缺的一部分。比如一盆滚烫的开水，你把手放上去立即拿开，这就是本能的魄的反射；如果你把它提高到意识行为，心想“哎呀，水有 100 摄氏度吧，100 摄氏度会烫伤表皮、真皮，起泡、留疤”，然后再把手拿回来，手就不能要了。我治过的很多患者说以前吃凉的没事，现在吃点凉的就不舒服，我说：“恭喜你变成‘贵族’了。”

通过站桩和静坐，人们能觉出经络气的运行，但从认、识、知的层面没法转达。你没吃过梨，我告诉你“梨者酸也，味似话梅加糖”，说了半天你有印象吗？红烧肉是什么滋味？你要去尝才知道。这种觉能体会到经络的运行，初期体会到的是十二正经的循行，练到高级的层次能体会到奇经八脉的运行。

14. 身体不调好，那情绪也好不到哪儿去

怎么训练一个人的“感”呢？这涉及道家修身的问题。其实，“感”是一个回神。怎么回神呢？“独立守神”。我的学生都要练内家拳、站桩。我不强调静坐，因为我坚定地认为，如果没有师父的护持和指引，静坐的人很多会出偏。而且我知道，很多病态的人练功，会加重他的病态。邪人信正法，能把正法闹邪。而且我认为，**如果一个人身体的疾病不调好，所有的念头和情绪都好不到哪去。**但现在很多人不调身体，上来就要入道求佛，上午拜了师父，下午就要得道。

《黄帝内经》讲了：“余闻上古有真人者，提挈（qiè）天地，把握阴阳，呼吸精气，独立守神，肌肉若一……”因此，通过站桩的训练，这种貌似傻呆呆地在那儿站着的人会发现，自己开始有知觉了。感觉在恢复，身上有地方在发热，有地方在冒凉气，有地方在动……其实，这是运。平时，大家都在动，很少能运。通过站桩的训练，至少练习的人手会变得很温暖、很润。总之，人的气脉疏通以后，就会有感。

感是很神奇的，神奇到让人觉得不可思议。举个简单的例子，我从上班到办公室的路上，走到半截，突然想起一个多年不见的患者，这人不知道现在怎么样了？而我一进办公室，他就坐在那儿。我的学生说：“你是不是看见他了，或者看见他的车了？”没有，完全是一种感觉。有的患者往那儿一坐，我会对他说：“哎哟，你的膝盖太凉了。”“哦，你怎么知道？”如果在“觉”的层次上，你必须摸他才知道他凉。那么在“感”的层次上，他在那儿坐着你就知道。而且有的人你看一眼就讨厌，不想跟他多说话，就离他远远的。

你的神气强大以后，一些邪恶的人看你就躲。原来他会往你的身上扑，坑你一下、绊你一下，等你的神气足以后，他闹不动你，就往外跑。而且跟你的气、频率接近的人，会慢慢地聚在一起。总的来说，这种感真的是妙不可言。

我们经常讲一个成语叫“惟妙惟肖”，形似叫肖，神似叫妙。可是我们现在就长得一个中国的样，我们不是“不肖子孙”，而是“肖子孙”，但我们都是不妙子孙，因为我们的神的状态，跟祖先差得太远。

大道至简，还是那句话，诚意、正心、修身、齐家、治国、平天下。

15.“道、理、德、法、术、器”

发展中医的层次应该有很多种，就像现在的中医粉学中医一样，最低的层次是从有形的物质——“器”的层次开始，他不管背后的道理，脑子也不够去理解背后的道理，就说:“直接告诉我吃啥吧。”这是最低层次的想法。

在“器”的背后有一个层次叫“术”，不依赖于物质，比如刮痧、艾灸、站桩，掌握一项技术，相对高级一些。

更高的一个层次是“法”，法是历法，“法于阴阳”的意思是根据日月星辰的变化调节生活，昼夜、四季的变化是日的变化，阴晴圆缺是月的变化。古人是把人放在宇宙的状态下观察的，人的身体出问题不是人本身小范围的事。

西方有日心说、地心说，中国是什么心说？厚朴开设的课程有星象课、历法课，现在星象都是西方的星象，比如双子座、处女座，中国有二十八星宿，由东方青龙、南方朱雀、西方白虎、北方玄武各七宿组成。

在我看来，天文学是一切科学的母学，不懂中国天文学，想了解中国的传统文化是很扯的事。

中国有日历、月历，还有著名的北斗历，“斗柄东指，天下皆春”，因此，二十四节气的变化能用北斗的勺子指出来，北极星其实是银河里的一部分。为什么叫汉族？其实是星汉，中国人认为自己是银河的子孙，星汉灿烂，汉是银河的意思。中国人的宇宙观远远超乎普通人的想象。

16. 学中医的最高境界——悟

最后，学中医的最高境界——悟。悟是多年的积累、心性意志的磨炼在刹那间的爆发，类似道家讲的得道、佛家讲的开悟。我们经常说觉悟，觉和悟是两回事，觉在前面，悟在后面。

向来修佛、练佛的多，成佛的少，这个境界很难达到，但起码我们知道方向在哪儿。达到这个境界就是天人合一的境界。《黄帝内经》说得很清楚，这种人是“呼吸精气，独立守神，肌肉若一”，还可以“游行天地之间，视听八达之外”，需要手机吗？需要飞机吗？道家从来是反对这种外来工具，讲究修身的，“宁可舍其巧而取其拙”。

很多人看不起我们。三个指头看病能看好了，说明咱有本事。现在如果你把简单的事情复杂化，大家会觉得你有水平；如果你把复杂的东西简单化，大家会认为你不值钱。

17. 为什么整篇《黄帝内经》不能被通俗地讲一遍

很多人说：“那你把《黄帝内经》给我们通俗地讲一遍。”我说有些篇章可以通俗地讲，绝大部分篇章不可能通俗地讲。你想拍出好的照片，一个是训练自己的技术，调光圈、对焦距，还要各种构图、取景等，你得去学。但大多数人不会去学，他说：“我就要拍。”那只能使用“傻瓜相机”。但世界上谁挣钱最多？肯定是生产“傻瓜相机”的人，因为大多数人不愿意去学。

现在这种知识付费追求流量的社会，很容易把课程做得偏通俗、庸俗。我还是坚持《黄帝内经》里的那句话：“非其人勿教，非其真勿授。”

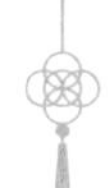

我以前提过一个口号，叫“普及大众，服务小众”。我觉得这十年普及大众的事已经做得够多了，现在我在做一些服务小众的事，因此我们并不追求流量。我们之前对话的《黄帝内经》是收费节目，有人觉得中央人民广播电台不收费，其实也有成本。还有一些人在说收不收费，我觉得很多人小时候缺爱，长大后就需要无条件就能获得的东西。其实，厚朴已经做了三年的免费课程，可以供大家学习。另外，收费的目的是一个过滤手段，让听众的层次更加分明一些，为我们将来做一些更小众的事做铺垫，这就是我的初衷。

我从小跟母亲一块儿学中医，小时候第一件事就是替我妈抄医书，这件事对我的影响特别大。通过抄书，第一，我认识了很多繁体字；第二，我也慢慢地接触了一些《黄帝内经》的思想。

记得我第一次抄书，抄的是《黄帝内经》里的“病机十九条”，这是学中医必考的，讲的是根据什么症状来判断疾病的阴阳、寒热、表里、虚实，比如“诸病水液，澄澈清冷，皆属于寒……”，我当时认错了字，还以为抄的叫《黄帝肉经》，可能是那时很想吃肉的缘故。

真正开始读《黄帝内经》是上大学时，北京中医学院专门开有《黄帝内经》课，但是有点遗憾，我们不是按书的原样一章一节地读。我们的课程叫《〈黄帝内经〉选读》，一些老师把《黄帝内经》的某些语句、段落摘下来，放在一本书里，给这篇起个名叫《阴阳》，然后就开始讲《黄帝内经》。比如某章说：“阴阳者，天地之道也，万物之纲纪，变化之父母，生杀之本始，神明之府也。”这样的话，前后没有连贯，就觉得有点断章取义了。

《黄帝内经》是讲道的，不讲术，甚至都不讲法。当时中医系培养的是大夫，我觉得它跟临床看病好像没多大关系，因此那时我就为了应付考试。基本上考完试，我就把它扔在一边，后来慢慢地我也就忘了。

到了毕业临床的时候，我更觉得它没啥用。但等我真正经历了一些人生的挫折、起伏、悲欢离合之后，突然某一天，我又拿起了《黄帝内经》

来看，当时看得都想流眼泪。为什么？古人都给你说了，哪种症状是怎么回事、怎么应对，如果应对不好，你会得什么病。

像我们现在社会压力过大导致的狂躁症、抑郁症，打开《黄帝内经》一看，《灵枢》部分专门有《癫狂篇》。人癫的时候是抑郁，狂的时候是狂躁，古人分得很清楚。它说："癫疾始生，先不乐，头重痛，视举目赤，甚作极已，而烦心。"然后说对付它要怎么治、用什么药、扎什么穴或灸什么穴，都写得清清楚楚。我突然发现，自个儿居然这么多年都是捧着金饭碗在要饭。

有人跟我说："你解读的《黄帝内经》跟别人不一样。"我说："这是我这些年来看病、讲课的经验总结。"经历了很多事以后，自己静下心来读书的时候，我才突然感觉《黄帝内经》原来是这样一本好书！**我劝大家学《黄帝内经》时不要着急，要反复看、反复琢磨、反复对照自己的生活去体会。中国人的学问是通神的学问，不是意识学问。**

大家都听过马三立的相声《逗你玩》，结果大家都知道了，可有的人还是一遍一遍地听，为什么？就是享受那种能触动你内心的感觉，包括看京剧或其他传统戏剧也是一样。很多人对整个故事情节了如指掌，为什么还坐在那一遍一遍地反复听？因为他们通的是神，调的也是神，这是另外一个层次的享受。

18.《上古天真论》是一篇反映道家高屋建瓴的文章

有的读者说《黄帝内经》有很多地方读不懂，这样的话，大家可以找能看懂的地方看，反复看。随着你阅历的增加，某天你会觉得，原来看不懂的地方突然看得懂了，而原来貌似看懂了的地方，突然又不是以前理解的那个意思了。

《黄帝内经》为什么叫“经”？经是真人说的话。能写出《黄帝内经》这本书的人，都是达到了真人和至人的境界，并且他们已经帮我们落实到了文字。这样的经典之作值得每个人反复地读。

最后，稍微总结一下《黄帝内经》里最重要的一篇——《上古天真论》。

所谓“论”，大家要记住，在古代经典的书上，只要带“论”字的都有问答。没有问答的叫“篇”，比如《黄帝内经》中的《血气形志篇》。

《上古天真论》是反映道家或中医养生思想的一篇高屋建瓴的概括性文章，它可以分成三大段：第一段是黄帝问，为什么有些人“年半百而动作皆衰”？就这个问题，黄帝的老师岐伯讲到了“上古之人，其知道者”，他们是怎样养生的，而当时的人又是怎样作践自己的。

黄帝关心的第二个问题是人的性功能和生殖能力，这也是一个很实际的问题。岐伯又回答，关于人的生育功能，女人是以七年为一个变化周期，男人则是以八年为一个变化周期。如果一个人善于养肾精、养肾气，并且能保持“气脉常通”“肾气有余”，他就会享受到天赋的性快感，即使到了比较大的年龄，他也能保持生育能力。

最后一段是岐伯真正让黄帝灌顶、开窍的话，他告诉黄帝，在已经剿灭了蚩尤、打败了神农氏一统天下之后，他还应该有什么样的追求。这就是给他指路——争取做真人、至人、圣人和贤人，这是做人的四层境界。

19. 为什么不产在中国的药也叫中药

很多人说，出产在中国的药叫中药，我们中医讲地道药材，比如川芎、浙贝，山西的党参、黄芪，东北的野山参……其实，这种观点不对，中医有很多药是从外国进口的，不是产在中国，比如乳香、没药等。

为什么这些不产在中国的药我们也管它叫中药呢？什么叫中药？不管它长在哪儿，哪怕长在月球上，只要在中医的理论指导下运用，就叫中药。很多人跟我抬杠："这些药实实在在有效果啊，跟用什么理论指导有什么关系？"

从民国开始，就有人提倡"废医存药"，意思是中医没用，中药有用。那我问你，你跟厨子炒同一种菜，原料一样，为什么炒出来的味道不一样？下棋的棋子有用，棋手没用？那咱们上来就比谁的棋子多吧。

一些浅薄、粗陋的人只能看到有形的物质，看不到背后使用它的思想。抗日战争的时候为什么日本人有坦克、掷弹筒、三八大盖，我们只有红缨枪、"汉阳造"，但最后我们赢啦。同理，乐队要乐手就行，要乐队指挥干吗？足球队员上去就踢球就行，要教练干吗？因此，我们先讲中药，是想说明什么叫中医。

中华人民共和国有五十六个民族，广义的中医包括很多民族的医药，比如藏医、蒙医、瑶医、傣医、壮医等。我在这里讲的是狭义的中医，也就是汉族的医学，源于中国最古老的道家传承。我们都知道《黄帝内经》，黄帝之前有神农，神农之前有伏羲，这是一脉传承下来的道家的哲学思想。在这种思想指导下的诊断、用药，以及针灸、按摩、刮痧、推拿等方法，就是中医。

有些人总说中医是玄学，在中国，"玄学"是贬义词，但我觉得这是夸赞，为什么？因为研究抽象的人都很高级，摆上棋盘、棋子下棋，这是低级水平。高手干吗？下盲棋。

亲临战场第一线，这是将；"运筹帷幄之中，决胜千里之外"，看不见具象的，这才高级。

20. 层次低的人上来就是比东西，层次高的人不看东西

大家首先要学中医的精气神理论，就会知道世界不仅是物质的；其次，阴阳五行理论解释了事物的普遍联系和变化发展，中国古人的智慧早把这些貌似不相干的东西联系了起来，而且发现了它们内在的规律。

另外，我们还要学习中医的藏象理论，藏象不是解剖，解剖看到的是有形有质的东西，比如我们切开一个胃，这是解剖，但回答不了胃为什么蠕动，为什么不蠕动；什么时候蠕动，什么时候不蠕动；为什么胃壁上会长溃疡……

有的人说中医不学解剖，我们也学，但我们发现只学解剖没有用，要能解释解剖背后的东西才有意义，这才是中医。

世界是物质的。但是我问大家一个问题：物质的背后是什么？如果把一支粉笔无限分下去，分到最后它是什么？人的身上长一个肿瘤是物质的，但它最初是什么状态？现在一说我们要研究到分子生物学的水平，那分子的背后是什么？分子再分是什么？原子再分呢？分到最后是什么？

前面讲过医的繁体字"醫"讲的是中医的治疗行为：一个人受了箭伤去找大夫做治疗，大夫用酒精麻醉、消毒这么一个完整的过程。医的异体字是"毉"，讲了谁来做这个事——巫。我们经过这么多年的教育，已经成功地把"巫"当成了一个贬义词——巫婆、神汉装神弄鬼。其实，我认为能沟通天地鬼神的人是很高级的。

很多人说："要批判地学习中医，要扬弃。"我说你们把自己当成谁了？还有一些中医说："我太自卑了，我们的祖先居然是巫。"但在我的定义里，**巫是中华民族或炎黄子孙值得骄傲的高级的智慧分子。**

21. 学中医要坐而论，起而行

讲到“文化”二字，人们都认得；这两个字是什么意思？就说不清楚了。我把这两个字简单解释为文字和教化，意思是它是两个概念。文以载道，“道”可以通过文字的方法表达出来一小部分，但更大的部分连文字都表达不了，因此古人说圣人教化是口传心授，不著文字，直指人心。

想学中医的文化，有两个方法：第一，借助现在残存下来的中医古籍去认字、识字、读书，但是别以为把《黄帝内经》都背下来就懂中医了。诸葛亮舌战群儒的时候说过，有一帮腐儒，“寻章摘句，笔下虽有千言，胸中实无一策”，就是一些纸上谈兵的人，因此第二个方法就是，还需要教化。什么叫“教”？就需要老师去“传帮带”，言传身教地感染学生。古代学医为什么要给老师打杂三年，你以为是虐待童工？那是在教，是一种无形的感染，是一种对心灵的震撼和影响。

从我学医的经验来说，学习中医要从两方面着手，一方面要从文字、读书着手；另一方面要去拜师、见习、实习、锻炼。我们经常说学习，翻译成英语就是 study，之前说过，学和习是不一样的，学是我讲你听，你看书；习是实践。

很多中医一说就是“我能治癌症”，我说别说治癌症，我今儿个感冒发热，明天你给我退了。别想着说是别人不承认你，就总想干一票大的。你看儿童医院排着长队，抱着孩子的爹妈那焦灼的表情。我当时跟裴永清老师抄方的原因，就是发现裴老师在门诊治疗发热没有超过三服药的，基本上半服药下去热就退了。老师说了一句很逗的话，“《伤寒论》是治什么的？《伤寒论》的开始就是抗感冒，学了半天《伤寒论》结果不会治感冒？”大家学习中医要坐而论，起而行。

学中医别好高骛远，别指着我今天告诉你一个什么方，你就出去说能治什么病，别害人了。以前有个秀才去考武，结果没射中靶子，把报靶子的射死了；后来改学文，屡试不第；最后学医，有天自己病了，“自拟其方，服之，遂卒”。

22. 中医能把人根本意识不到的东西找出来

我们现在看病的痛苦是什么？排了三小时的队，看病只有三分钟，这种用户体验是很失败的。语言是打开心灵的钥匙，西汉枚乘写过一篇汉赋叫《七发》，描写了这样一个故事：楚太子有疾，一个说客前来看望，通过相互问答，之后说客带着楚太子神游，说哪有美丽的风景、哪有好吃的、哪有好玩的……结果说了七段后，楚太子豁然汗出而愈。

为什么大家那么喜欢听郭德纲的相声，他有一种气场能带你跟他去神游，这是巫的一种本事。巫在古代都是戴着面具的，南方有傩戏，京剧有脸谱，古代好的戏剧表演艺术家能把人带入一种气场、状态，让你跟着他哭，跟着他笑。包括现在优秀的影视剧演员（老戏骨），就很入戏。入戏是一种什么状态？就是所谓附体的状态，就是你想表达的东西在某种特定状态下不是你的意识想出来的。

我有个患者是这么描述他失眠的症状的：“徐大夫，我知道自己在睡觉。”大家体会一下这种感觉，这是典型的“心”和“意”的分离。人活一辈子最幸福的事是心和意的合一，如果心和意总打架，这个人就活得很纠结、很痛苦。

如果一个老师知道自己在讲课，那么他肯定讲不好，因为没有进入状态。我讲课从来不用讲稿或PPT，因为是发自内心地讲我相信的东西，这是装不出来的。如果你讲的是发自内心相信的东西，就会有种感染力。为什么现在很多老师讲课没人听？因为他在讲连自己都不相信的东西。

咨询说白了就是通过语言的诱导让你改变想法，说得更高级点，如果这个人进入状态了，再和你说话，这就叫祝由。

祝由的本义是祝说病由——你的病是怎么回事，我帮你搞清楚。我们发现，现在的患者对病的好奇心远远大于被治好的兴趣，治不治好没关系，就想搞清楚这个病是怎么回事。中医是最讲道理的，能告诉患者的病是怎么回事。如果中医解释不清楚，就说明他没学明白。

中医能把人根本意识不到的东西找出来。举个例子，有个大夫给患者看胃疼，一号脉说："你受到了惊吓。"原来患者前一天晚上吃饭的时候，他们家孩子乱跑把大衣柜的玻璃撞碎了，他受到了惊吓，一口饭堵在胃里就开始胃疼。

当你安静地进入某个状态时，当时的原因、原景会重现，就能体会到当时的状态。

有的患者找我看病，我会拿纸或本子记录下他的症状，然后逐条解释。厚朴中医看病是三级医师负责制——接诊的是助理医师，出诊的是医师，我在最后。2010年8月份以后我就不接受挂号了，因为看不过来，厚朴中医有个口号是"服务小众，普及大众"，我只服务一小部分人，只给我的学生和学生的直系亲属看病（直系亲属包括生你的、你生的）。为什么只包括直系亲属呢？因为中医还要处理患者和家属的关系，而且只有直系亲属我才能负得起责任，什么七大姑、八大姨、丈母娘，轮不到我说话，治好了没功，治不好还有过。整个咨询过程是由助理医师和医师完成的，详细地给你回答所有的问题，给你负责咨询的医师是坚定不移相信中医的人，是由厚朴培养的三四年的学生来完成这个工作。

23. 身心健康评估

这也是厚朴中医的一个特点。西医有体检，我本来想起个名字叫身检，后来想想还有心的问题，身检、体检都不合适，干脆就叫身心健康评估。

我的《字里藏医》里的第一篇文章就叫“健康”，临床上能见到不健也不康的、健而不康的、康而不健的患者，因此我这套系统叫身心健康评估。身心健康评估的流程是由两个医师接待一个患者，耗时一小时至一个半小时，把全身检查一遍。在这个过程中，我们关注三个问题：第一个是自觉症状，告诉我哪里不舒服；第二个我们更关心的是体征，体征是什么？比如你去体验的时候，感觉没什么不舒服，但我能检查出你的不舒服。

体征有两种，一种是阳性体征，一种是阴性体征。阳性体征是身体觉得没什么不舒服，但一摸某个穴位就觉得很疼，你没意识到但身体已经有感觉了，一般西医叫压痛点，中医叫阿是穴；另一种更可怕的是阴性体征，比如说身上长了脂肪瘤、乳腺结节，我们摸到这个地方不应该有东西，而且摸上去你一点也不疼。阴性的更可怕，当借助外力感觉到疼的时候，说明人的气还能关注到那，怕的是阴性反应。这些反应我们都要检查出来。

我们用的是古法，叫三部九候，即上、中、下三个部位都要找三个动脉搏动点（一共九个动脉搏动点），来查看患者气血的虚实、阴阳的情况。古代的中医看病要摸一遍患者的全身，现在的中医没有这么干的吧？现在的中医号脉都是独取寸口，然后开药。独取寸口是扁鹊用的方法，在扁鹊之前或和他同时代的人用的都是三部九候。我们恢复的古法叫三部九侯。我们检查患者的身、体，检查胳膊和腿上的经络，检查胸、腹、后背、躯干上的穴位，然后找出他的反应点。举个例子，你有抑郁症，但假装没有，你骗不了我；反过来，你挺健康的，但为了骗病假条就说自己抑郁了，我一摸：“别装了，回去好好上班！”

大家都认为中医好像玩虚的、玄的，我给你落到实处，让看不见气、体会不到气的人得到指标，而且指标消除了，你的症状也就都好了。在身心健康评估中，我们还涉及一个问题就是要关心你每天做不做梦，都做什么样的梦，因为梦境是人放弃意识以后最真实的内心流露。凡是白天做什么事，晚上就做什么梦的人不是睡着了，而是昏过去了，因为心神根本没有得到真正的休息，这是考察内心的一个方式。在我治病的过程中，患者的梦境会改变。

举个简单的例子，抑郁症患者都会梦到很脏的厕所，进去以后没法下脚，随着治疗的进行，厕所会变得越来越干净。是谁“打扫”的厕所呢？是大夫！因此，大夫干的是“刀尖上舔血”，又脏又累的活。人们都不愿意跟衣服脏的人待在一起，其实我们看的患者都挺“脏”，这种“脏”体现在痰湿、污浊、瘀血等方面。

另外，我们问梦境的同时还要问患者的饮食习惯、出生地和久居地，为什么？异法方宜。比如给四川人开附子就得多开点，因为他每天吃麻辣的东西，炖肉都放附子，而你给北京人这么开就不起作用。

经过这么一个详细的身心健康评估过程后，我们会告诉患者一些天命的东西——你生下来就是这样，改变不了，这不是唯心主义。比如，我们会告诉他有艺术范儿，细腻、敏感（有的人表现为小心眼儿），这种人特别容易受伤害；还有些人心胸宽广，但后天在江湖漂、挨刀太多，受伤太大……这些我们都会给出非常详细的书面报告，告诉患者应该注意什么，还有相应的饮食宜忌、运动方案；还会提醒大夫，我们已经做了全面检查，患者身体上哪有阳性和阴性的反应点，在治疗上应该注意这些事项。

24. 养生的最高境界——养心

养生，可不是吃点什么的问题，而是你要如何过好这一生。

我个人认为，养心是养生的最高境界，很多人达不到。雍正办公的地方就叫养心殿，什么叫“养心”？

从意识层面来说，很多得抑郁症的人生活各方面条件都挺好，但就是高兴不起来。身边也没人分析为什么，就说“你应该高兴啊”“你为什么不高兴”，这就是因为不知道自己内心的东西。我们现在的教育都是意识层面

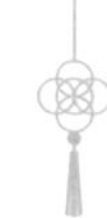

的教育，都是顺应后天形成的意识。

道家讲，要回归本心。什么叫“本心”？我们的爹妈都是为我们好，可他们怎么为我们好呢？其实是按照他们的价值观认为的对我们好，从来不问我们喜不喜欢。比如，有些小孩得了厌食症，家人说孩子厌食，可小孩怎么说？小孩说：“为什么大人不厌食？因为饭都是大人做的，他们做的饭都是他们喜欢吃的。”大人从来不考虑孩子想吃什么，按照自己的思维方式和逻辑给孩子做饭，孩子可不就厌食了。

养心是什么？养的意思就是顺应，养心就是发现自己的本心，知道自己最需要的东西。带孩子也是一样，老话说：“三岁看大，七岁看老。”三岁之前观察孩子的天性，他是什么样的人，他对什么有兴趣，他讨厌什么，然后你再教育他。我们现在不是这样教育，而是爹妈喜欢什么就给孩子什么。

25. 各从其欲，皆得所愿

养性就是涉及本性的东西，也是要顺应。道家讲：“各从其欲，皆得所愿。”这是《黄帝内经》里的话，如果你非要把一个左撇子改成右手，这对他来说很痛苦，为什么这么要求他？你认为大众是这样，因此他也应该这样。这就是暴力，会把他的个性给抹杀掉的。

养心和养神基本上是一致的，因为古代的“心”字本身就不指肉质的心脏，我们管肉质的心脏叫心包。你看中医讲的五脏六腑，这些器官的字都带肉月旁，“胃”的“月”在底下，“肠”“胆”的“月”在边上，只有一个脏没有肉月旁，就是心。这说明什么？说明心就不是一个有形有质的东西，而是一个形而上的东西，因此，心和神一般都是画等号的，养心跟养神是一样的。

养心和养神，就是反观内心，首先知道自己的欲望。我们现在都是为孩子定点，比如几点让孩子吃饭，他就得吃，从来不问那会儿他饥不饥、饿不饿。现在都说吃早餐有利于健康，不吃早餐容易得胆结石，可从来不问早晨起来你饿不饿。昨天吃的东西还没消化完，打个嗝还泛着味，吃什么早餐？观察一下内心的欲望、心愿，然后顺应它，这样人一辈子就活得不痛苦。

26. 身心不二

现在的日本特别有意思，日本以前都学的是中医——汉方医学，全盘西化后改学西医，因此，现在在日本中医是没有合法地位的。现在日本人长寿，平均寿命全世界第一，但还有一个问题——日本的自杀率也很高。

这说明什么？说明**现代医学解决了一个人的肉身能够长时间存在的问题，但没有解决人的心理问题。这一点中医、道家是有自己特长的，我们从来认为身心不二，你保护好自己的肉身，本身也是养你的心和神待的宅子，把这个宅子维护好，做到心有所居、心有所安。**

道家跟儒家最大的区别是道家讲道理，道家不讲他们规定的那些东西，而后世儒家有个最大的问题——他们把自己人为规定的东西当天理，因此宋明理学提倡“存天理，灭人欲”。这种观点太可恶了，什么叫“天理”？人欲就是天理。

最可恶的就是传下来的《二十四孝》中那些极端的事，比如刨个坑把自己的孩子埋了，割下一块自己的肉给爹妈吃了……这叫孝？这叫愚孝，我特别反对留下来的这些糟粕的东西。

27. 诊病、治病要大夫与患者面对面

互联网是把双刃剑，它对中医的传播和发展的确起到了很大的促进作用，但中医诊病、看病需要大夫对患者那种敏锐的感知力，大夫需要通过望、闻、问、切四诊合参的方法准确诊断患者的身体状况。只有诊断准确，大夫才有可能采取正确的治疗方案。

互联网可以让大夫看到图像、听到声音，但不能获得切诊时手下的感觉，不能准确感知患者的精神状态，而且通过屏幕显示出来的颜色和在自然光线下看到的颜色是有区别的，这些都会影响大夫对患者病情的准确判断，从而影响治疗效果。

西医治病需要借助各种检查仪器来获得患者的各项指标，从而做出诊断并选择治疗方案。但如果通过远程诊疗，患者不和这些检查仪器接触，怎么获得指标呢？中西医看病的诊断方法虽然不同，但道理是相通的。

因此，我认为推广、发展、传播中医文化要靠互联网，但诊病、治病还是要大夫和患者面对面进行诊断，诊断准确后再选择适合患者的治疗方法。还有，如果大夫需要给患者针刺、艾灸、刮痧等，互联网远程怎么操作呢？

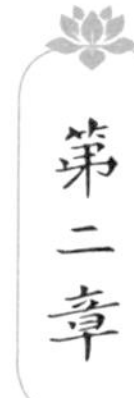

第二章

从『心』认识汉字

中医有自己身心合一的理论体系和切实可行的治疗方法，能帮人解除内心的苦痛，将蓄积在内心的有形瘀结化成无形的能量释放出来，将不良的信息消除，让人们心怀坦荡，开怀大笑。

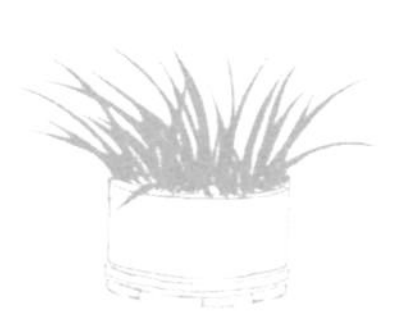

1.“悦”是通过言语使人高兴，把人说动了心

我上小学的时候，正赶上“批林批孔”运动，学校印刷了《三字经》《弟子规》《论语》等小册子，上面明明白白地写着“供批判用”，拿回家我妈妈却让我背诵这些经文。我也喜欢这些古文字句，加上读起来朗朗上口，就背下来了。记得《论语》的第一篇《学而》中说：“子曰：‘学而时习之，不亦说乎？’”“说”是“悦”的通假字，发音也是“悦”，我当时不知道，就念“说”念了好几年，直到上中学学习古文才明白。

说与悦之所以通假、互用，是因为它们有共有的字根——“兑”。《说文解字》解释：“兑，说也。”兑是《易经》中的一个卦象，《易·说卦》里讲：“兑为泽，为少女，为巫，为口舌。”孔颖达解释：“取口舌为言语之具也。”“兑”字下面由“人”和“口”组成，上面的两点形象地表现出唾沫飞溅的样子。巫师祈祷的“祝”字，也是由“人”“口”组成。

因此，说话的“说”这类利用口舌出声的字，都用“兑”来做字根。足阳明胃经的井穴，也就是最后一个穴位叫“厉兑”，位置在第二足趾的趾甲根外侧。厉兑的意思是使口舌灵活、锋利，刺激这个穴位能使谈吐清晰，也能增强人的吞咽、咀嚼、搅拌能力，从而减轻消化负担。

悦的本义就是通过言语使人高兴，把人说动了心。《易经》第五十八卦：“《彖》曰：兑，说也。刚中而柔外，说以利贞，是以顺乎天而应乎人。说以先民，民忘其劳。说以犯难，民忘其死。说之大，民劝矣哉！”通过言语游说，把人“忽悠”得心情愉快，干活也不觉得累，即便碰到艰难困苦，人们也心甘情愿去做。

2. 口不对心，就是不悦

一言以蔽之，现在说相声的就是“悦人者”，他们逞口舌之利，把人说乐了，逗笑了。心理咨询师就是通过谈话解开心结，让人想开了、高兴了。汉朝枚乘写的《七发》，完美地记录了一位高人通过谈话把有疾的楚太子说得眉开眼笑、霍然而愈的经过。由此观之，心理咨询的祖师爷还是在中国。

我个人感觉，悦的深层意思还包括心口一致的意思，言不由衷、皮笑肉不笑不能算悦。说相声的人、喜剧演员、小丑这些整天给别人带来欢笑的人，往往自己陷入深深的痛苦、自闭或抑郁状态，现代医学称为“小丑综合征”。

美国的喜剧之王金·凯瑞向媒体透露自己有长期的压抑和自闭；喜剧系列《憨豆先生》的扮演者罗温·艾金森因长期抑郁宣布辞演憨豆先生一角；相声演员李 ×× 在父亲去世当天赶回家磕了几个头，马上就赶回去强作欢颜，参加演出……

口不对心，就是不悦。如果大家为了谋生，为了工作经常要说违心的话、做违心的事，这样心口不一的结果一样是没有喜悦可言的。

3. 我们只知道“愉”是高兴，但不知道为什么而高兴

“愉”的字根是“俞”，在篆书中，俞的上部是个向上的三角形——“△”，这是表示男性生殖器和男性性行为的符号，代表进攻、突破、超越。下面的“月”本义就是肉，而旁边的立刀是由“水”变化而来的，本身是象形水的波纹，并无杀戮、伤害的意思。因此，“俞”是古代生殖崇拜的遗迹，表示男子插入阴茎以后射精的状态，后来引申为突破和超越。

由“俞”这个字根衍生的同音、近义字还有很多，比如，“觎”就是非分的希望，如觊觎；“揄”有引诱、挑逗、勾引的意思，如揄弄、揶揄；“逾”泛指翻过、超过、钻过等行为，如逾越、逾墙钻洞；“窬”，《说文解字》解释为“穿木户也”，参观过故宫的人应该对大木门上的八十一颗门钉有印象，古人把门钉就叫“窬”，《礼记》中讲到“筚门圭窬”，意思是门户是女阴象征，应当闭合，窬是男子阳根的象征，应当突破穿越，圭在古代也是男性生殖器的符号。由此看来，“愉”就是因“俞”而通神，表示男子插入阴茎射精以后，达到性高潮的那种欲仙欲死的欢快的感觉。

其实从古文的只言片语、蛛丝马迹中，我们还是能看到“愉”的生殖崇拜痕迹。《说文解字注》中说：“愉，薄也。”薄就是接近、交合的意思。成语有“日薄西山”，意思是夕阳和西边的山峦接近即将融为一体。《庄子》有言：“桀之治天下也，使天下瘁瘁焉人苦其性，是不愉也。”食色性也，本性得不到满足，当然就是痛苦的。吃不好就是不怡，性欲得不到满足，那就是不愉。

4. 靠“偷”来达到“愉”这种快感，你就会乐极生悲

说到“愉”就不能不提到“偷”，偷在旧时有着男女发生不正当关系的性行为的意思，古人称之为“行苟且之事”，《说文解字》记载：“偷，苟且也。”因此，偷的发音就近乎“苟”，含义为苟合、苟且。

俗语中有偷香窃玉、偷汉子、偷情、偷欢、偷鸡摸狗、偷奸取巧等很多词汇。偷是在冒险、突破禁忌、试探，因此很刺激、很容易让人动心，特别让那些有了审美疲劳、摸着老婆的手一点感觉都没有的人着迷。旧社会“妻不如妾，妾不如婢，婢不如妓，妓不如偷，偷不如偷不着”的说法，便是描写人的性心理变化。

其实，愉这种动心通神的快感，需要消耗人的肾精和元气。正常有节的性爱可以使人享受到愉快、愉悦，过度的性行为则耗散真精、元气，到头来就会出现麻木不仁、毫无快感。如果能正视这种身体、心灵发出的警示信号，去养精蓄锐、休养生息，那么愉快的感觉还会恢复。反之，如果靠偷情、找刺激、吃春药来继续透支残存的精气，最后的结果只能是乐极生悲、伤身殒命。其实，《黄帝内经》的这段话在今天看来也不过时："今时之人不然也，以酒为浆，以妄为常，醉以入房，以欲竭其精，以耗散其真，不知持满，不时御神，务快其心，逆于生乐，起居无节，故半百而衰也。"

5. 中医的哲学，尽在一个"愈"字

愈和愉的构成元素完全一样，只是结构和发音不同。愉是竖心旁，暗喻被挑逗起来的心情；愉是平声，也属于上挑的阳性，代表兴奋、亢进。愈是心字底，仄声，代表沉潜、安定。

"俞"字源于描写性交状态，有征服、超越、胜出的意思。"愈"有"俞"的字根，因此"愈"字本身也包涵益、胜的意思，具体来说就是越发、更加、进一步。

比如柳宗元在《捕蛇者说》里写道："余闻而愈悲。孔子曰：'苛政猛于虎也。'吾尝疑乎是，今以蒋氏观之，犹信。"王安石在《游褒禅山记》中描写了自己的探险经历和感悟："余与四人拥火以入，入之愈深，其进愈难，而其见愈奇。"成语中有愈演愈烈，也就是越发的意思。顾炎武《与潘次耕札》中说："一暴之功，犹愈于十日之寒也。"愈在这里就是超出、胜过的意思。

俞的胜出、超越、进步的含义逐步扩展，运用到治病、身心康复的领域，就产生了一个字——"瘉"或"愈"（两个字发音相同），含义是疾病被征服，身体进步、胜出。《史记·韩信卢绾列传》中说："燕王绾悉将其宫人

家属骑数千居长城下，候伺，幸上病瘉，自入谢。”后世注家解释说：“瘉，病差也。”《汉书·眭两夏侯京翼李传》中说：“本起于晨，相连至昏，其日出后至日中间差愈。”差与瘥通假，发音同拆，是病好了的意思。《说文解字》记载：“瘉，病瘳也。从疒俞声。以主切。”徐铉等人在注解中说：“今别作愈。非是。”可见瘉和愈逐渐演变成了现在的愈，愈也就有了治好疾病的意思，直到今天人们逐渐淡忘了瘉，而使用愈。

愈和瘉的区别在于多了一个“心”字，暗含两层意思，一层特指心病，也就是情绪、情感、精神疾病的康复；另一层指心神回归，生机恢复。

《黄帝内经》讲：“得神者昌，失神者亡。”神代表着与生俱来天赋的自愈能力，对于已经生病的人来说，中医以恢复神机、气机为目的，宁心安神、固本培元。《史记·扁鹊仓公列传》记载扁鹊在成功抢救被认为已经死亡的虢太子以后，面对别人“起死回生”的赞誉时说：“越人非能生死人也，此自当生者，越人能使之起耳。”所谓“自当生”就是神气还在、生机尚存。

同样是扁鹊，最后一次面对不听规劝、屡次讳疾忌医的蔡桓公，转身就跑了。后来他对蔡桓公的使者说蔡桓公的病“在骨髓，司命之所属，无奈何也”，意思是说到了这步田地，失去了神机的蔡桓公，尽管还在吃喝玩乐，但不过是个“行尸走肉”，谁也救不了他。

中医养生防病以养心安神为要务，只有“独立守神”，才能“肌肉若一”；只有“形与神俱”，才能“尽终其天年，度百岁乃去”。可惜很多人“不知持满，不时御神，务快其心”，结果是“逆于生乐，起居无节，故半百而衰也”。

治病求本，本于内心。中医的哲学，尽在一个“愈”字。

6. 怡：吃喝到发自内心喜爱的东西，或者吃喝的东西让内心感到高兴

怡是形声字，在篆书中，台的写法是上面是“以”，下面是“口”，古音念 yí。类似的汉字还有贻、饴、诒等。还有一些汉字中有“台”，也是形声字，但发音同“台（tái）”，而不是 yí，比如抬、苔、跆等。

俗话说：“秀才识字识半边。”我们上大学放完假回到学校的时候，各地的同学都带来自己家乡的土特产，山东的同学带了糖果，包裹的糖纸上印着“高粱饴”三个字，吃起来又甜又筋道，大家吃完了还想吃，有个同学就去问人家要：“还有高粱台吗？”

发音之所以不同，是因为会意不同。台是有形有质的物体，所以发音同台（tái）的字，大多与实体物质有关；发音同 yí 的字，会意为“以”“口”，也就是通过嘴触动的意思。饴是用嘴动食的意思，贻是以口动钱的意思，诒是以口留话赠言的意思……而怡的意思就是“以口动心”，或者“以口使心情好”。

之前说过“悦”是通过说话使心情好，因为兑代表口舌。怡和悦都是用嘴，似乎是近义字，但怡偏于用嘴吃喝。所以怡的意思有两个：一是吃喝到发自内心喜爱的东西；二是吃喝的东西让内心感到高兴，算是双向互动。

7. 现代人每天按点吃饭，不管自己当时是否饥饿

《黄帝内经》在《素问·上古天真论》中描述人类理想的生活状态时说：“故美其食，任其服，乐其俗，高下不相慕，其民故曰朴。”陶渊明在《桃

花源记》中描写当地居民无论男女老少都生活得很幸福，“黄发垂髫，并怡然自乐”说的就是饮食如意，自得其乐的状态。食而觉美就是怡，在充饥填饱肚子的基础上，吃得好、吃得宜，能满足心理精神层面的享受，达到除饿、解馋、过瘾的目的，就是怡。

古人在论述饮食之道的时候，提出一句口号——“适口为珍”。所谓适口就是强调因时、因地、因人制宜，根据人的秉性、素质、心理调整配伍饮食，只有五味调和、阴阳平衡的饮食才是最怡人的。

当年朱元璋兵败逃命、饥寒交迫，吃到了乞丐们用泔水煮的残羹冷炙、溲菜剩饭，美得灵魂出窍，命之曰“珍珠翡翠白玉汤”。等时过境迁，朱元璋坐上了龙椅，再吃同样的东西，结果只能是令人作呕了。

人和动物都有天赋的本能，去嗅寻自己喜欢的味道，吃自己喜欢的食物。而喜欢吃的往往就是自己需要的，需要的就是能愉悦自己心神的。很多草药都是被动物引导发现的，现代科学也观察到动物在生病的时候，会吃一些平时完全不吃的东西。原因就在于动物在生病的时候，嗅觉和味觉都会发生变化，身体会本能地引导它吃平时觉得难吃、难闻的药物。我们自己也有类似的经验，平时感觉苦涩的苦丁茶、砖茶，在吃饱了以后喝，特别是肉吃多了以后喝就会觉得甘甜爽口。

可惜现代人活得过于理性、机械，每天按点吃饭，不管自己当时是否饥饿。算着食物里的卡路里、脂肪、蛋白质的含量吃饭，不管吃起来香不香。还有很多富而不贵的人，往往追求奢华、排场，以贵、以稀为饮食目的。“以酒为浆，以妄为常”，甘脆肥浓，反倒成了腐肠之药，饮食成了致病之源，哪有什么怡可言。

8. “怠”是心理负担过重，压抑、沉闷、憋屈，反应迟钝

“怠”和“怡”组成的元素完全一样，只是结构、发音不同，意思也就大相径庭。怡发 yí 的音，会吃饭的意；而怠的发音则与“台”同韵，也会“台”的意。类似的字还有殆、抬、苔、胎、跆，等等。

“台”是指有形的物质实体，《说文解字》中说：“台，观四方而高者。”本义是用土筑成的方形的高而平的建筑物。积土堆砌起四四方方的高丈就是台，不方不规整的是观或阙。“台”在“心”上，这么一个方正实在的东西压在心上，感觉就很不舒服，意思也就出来了。论客观存在，怠几乎和患等同；主观感觉上，怠是心理负担过重，压抑、沉闷、憋屈的感觉，包括反应迟钝。

很多人会在饭后特别是饱食之后出现困倦、嗜睡的症状，中医形象地称之为饭醉，意思是如同饮酒过量以后导致人昏醉不醒。饭醉发病的原理是突然大量进食或食积导致气血集中在胃肠，心脑暂时气血不足。也有人本身气血不足，稍微进食偏多就导致心脑供血不足。这种情况其实就是怠，沉甸甸的饭食压在心上。小儿出现疳积，除了腹部鼓胀坚硬隆起、四肢消瘦、毛发稀疏以外，还会出现精神、心理发育的问题，比如，嗜睡、萎靡不振、智力低下、情感情绪无常、啃咬指甲、吞食墙皮异物等异常现象。

治疗饭醉的方法除了要求患者细嚼慢咽、控制进食速度以外，还要控制吃到八分饱就打住；另外要克服边吃饭，边看书、读报的习惯。已经有了食积的患者，特别是小儿疳积，需要服用鸡内金粉、焦麦芽、焦山楂、焦神曲等消食化积的药物，有时还需要用黄连清心火、解热毒。

9. 慢性疲劳综合征，其实就是倦怠

长期的精神压力、负担，不良情绪的郁积，都会导致心脏的应激变化，比如心率和心律的改变，患者会出现心悸、怔忡，时间长了有的会出现胸闷、憋屈、压抑、胸痛的症状。患者形容有如石头压迫在胸口，有的感觉有异物、块垒硬硬地硌在心口窝，有的感觉有如梅核堵在嗓子眼，吞之不下，吐之不出……很多人借酒浇愁，试图化解心头块垒。结果是短时有效，长久有害。旧病未去，又添新病。

现代医学新发现的身心疾病慢性疲劳综合征，其实就是我们经常说的倦怠，其中倦是身体疲乏无力、蜷曲萎靡的样子；怠是心理厌倦，无力承受，对很多事都提不起兴趣，甚至会出现反应迟钝，也就是怠慢。也可以形容为懈怠，提不起精神，需要强打精神。有些人需要服用药物甚至兴奋剂来提神，结果是雪上加霜，加速了精神的崩溃。类似的词汇还有怠惰、消极怠工等。

明代宋濂在《送东阳马生序》中描述自己当年勤奋苦读时说："天大寒，砚冰坚，手指不可屈伸，弗之怠。"如果不把学习当作负担，坚持勤勉用心学习，就是不怠。但长期点灯熬油、呕心沥血地工作，最终会耗损心气、心血，导致懈怠。

出现了怠，说明身心疲惫、负重到了极限，是到减压减负、休养生息的时候了。道法自然，无为而治，并不是不作为，而是尊重人的自愈能力，依靠天赋本能，排除人为的干扰，达到身心健康的目的。

最经济有效的方法除了按时睡觉休息以外，就是站桩或静坐，独立守神。

10. 怿：有幸目睹，快感连绵不绝

怿（yì）的繁体字是“懌”，“睪”是个多音多意字，发音为 zé 的时候，意思是香草，有味常用的活血利尿的中药叫泽兰，在古代写作“睪兰”，《荀子 · 正论》中有：“侧载睪芷以养鼻。”后面注解中说：“睪芷，香草也。或曰睪，当为泽，泽兰也。”这是古代服气疗法的遗风，闻芳香通窍的中药以通利鼻窍。

睪发音为 yì 的时候，意思是有幸目睹。《说文解字》记载：“睪，目视也。从横目，从幸。”同时也衍生出目不转睛，久久凝视的意思。有相同词根的字，比如驿，是连绵不断的奔马；绎是抽丝连绵不断的意思，有个成语叫“络绎不绝”；译是话语滔滔不绝的意思……由此看来，怿就是有幸看到美好的事物而触动内心产生喜乐的感觉，而且有连绵不绝的快感，也就是大饱眼福，后人喜欢说的“赏心悦目”，不如说成“赏心怿目”。

《诗经 · 邶风 · 静女》中写道：“静女其娈，贻我彤管。彤管有炜，说怿女美。自牧归荑，洵美且异。匪女之为美，美人之贻。”生动地描写了男子看到美女相赠的信物，久久凝视，不能释手，美好欢喜的心情。

外在美好的环境、事物能触动人的心神，产生共鸣，衍生出美好的心情。正如范仲淹在《岳阳楼记》中所说：“至若春和景明，波澜不惊，上下天光，一碧万顷；沙鸥翔集，锦鳞游泳，岸芷汀兰，郁郁青青。而或长烟一空，皓月千里，浮光跃金，静影沉璧，渔歌互答，此乐何极！”

相反，恶劣的外部环境和事物也会让人心生不快、伤感，甚至会触目惊心。“若夫淫雨霏霏，连月不开，阴风怒号，浊浪排空；日星隐曜，山岳潜形；商旅不行，樯倾楫摧；薄暮冥冥，虎啸猿啼。登斯楼也，则有去国怀乡，忧谗畏讥，满目萧然，感极而悲者矣。”

普通人的心情易受外界影响，受过训练的人可以保持心平气和，不为外物所累，泰山崩于前而色不改，麋鹿兴于左而目不瞬，都不为所动。也就是范仲淹提倡的“不以物喜，不以己悲”。

修炼到更高境界的人不仅不受外界干扰，能自己营造氛围、情境，还能释放心情，影响他人改变环境。正所谓境由心生、相由心生。

俗话说：“同声相应，同气相求。”内心和外界有着天然的谐振和共鸣，我们看到的往往是自己想看到的东西。同样是半杯水，个性阳光的人会看到仍有水存在；生性阴暗的人会专注于少了水。孔雀开屏的时候，绝大多数人会由衷地欣赏孔雀美丽的正面；但也有很多病态阴暗的人，会主动寻求聚焦在孔雀背后的粪便。面对同样的一件事、一个人，不同心态的人着眼点不同，得出的结论也不同。

由此可以判断一个人的心态，也能推测人的身体，改变人的身体也能改变人的心态。

老子说：“视而不见，名曰夷。”我说，视而见美好，就是怿。

11. 快：“置之死地而后快”

快的字根是夬，夬的发音同“怪”。夬是六十四卦中的一个卦象，乾下兑上。总体来看，就是上面一个阴爻，下面五个阳爻。夬卦是仅次于乾卦的一个阳卦，乾卦为纯阳无阴，喻示自强不息、永不停止。夬卦为阳气隆起蒸腾在下，一阴在上，如同强火煎熬弱水，喻示激烈、沸腾、疾速等含义。

夬加竖心旁，只是心跳加速的意思，本来与欢欣、喜悦无关。当人处于危险状态的时候，心跳自然加速，容易激发出潜能，唤醒神明，伴随而来的就是快感。自古就有“置之死地而后生”“置之死地而后快”一说，现代人“玩儿的就是心跳”，寻求刺激、制造快感与此类似。

《黄帝内经·素问·上古天真论》在描述伤害身心的不当行为时说：“以酒为浆，以妄为常，醉以入房，以欲竭其精，以耗散其真，不知持满，不时御神，务快其心，逆于生乐，起居无节，故半百而衰也。”

通神的快感源于外因和内缘，内在精气丰厚的人能在平凡的生活中自得其乐，不假借、强求外因，嚼得菜根、品得真味；而精气虚竭的人只能强求加大外因，这种加捻子点油灯的方法，只不过是速死之道。

12. 开慧后的快感是人间至乐

现代年轻人玩心跳的方法很多，比如蹦极，号称战胜自我，一头栽下来，有找到快感的，但也有吓得屁滚尿流、双眼充血、视网膜脱落的；有去看恐怖电影的，在惊心动魄中找快感；有去孤身探险，或跟驴友一起专门去无人区的，其中不乏成功的，也有走投无路最后被营救的，还有葬身荒野的；有去赌博的，快感渐小，赌资渐大，不把身家性命都压上不觉得刺激，最终闹得家破人亡；还有靠抽烟、喝酒、服用兴奋剂熬夜找快感、灵感的，最终对什么刺激都疲了，只能靠吸毒来找快感，吸毒的品种、剂量也随着快感的削弱而不断更新加大，最终吸毒不解决问题就改成注射毒品，等肢体小静脉硬化无法再注射的时候，有的就改成直接在股静脉注射，直至死亡。

在临床上见到的“务快其心”而伤身殒命的例子还真不少。比如男性在性交的时候，呼吸心率都逐渐加快，在射精的时候达到顶点，同时伴有性高潮的欲仙欲死的快感，这本来是天赋人的自然本能。纵欲无度的人会出现审美疲劳、射精无快感的现象，现代医学称之为“高潮缺失”，这本来是身心疲惫的信号，如果人能休养生息、调摄精气，等待性能力自然恢复，性快感也会自然回归。但很多人采取的是竭泽而渔、小车不倒只管推的方法，通过服药，挖掘残存的潜能，追求快感。有的人采取变态、怪异的方法，通过自虐、被虐，甚至自伤、自残的方法来提高心率，寻求快感。

面对现代流行的快餐、速配、飙车，想养生的人一定要反其道而行之，细嚼慢咽、安步当车、心平气和。开慧、觉悟的快感是人间至乐，什么也比不了，只不过用快感来形容它不合适。

13. 志：本义是记忆，另一层含义是愿望、企图

志的本义是保存的意念、意思、意识，也就是记忆。《黄帝内经·灵枢·本神》说："心有所忆谓之意，意之所存谓之志。"人平时写的日记又叫日志，古代中国各地都有记载风土人情的流水账叫县志，在物体上做个记号、标记叫标志，记录体的文章、书稿、书籍叫杂志、志怪、人物志等，保存美好的记忆叫志喜、永志不忘……有时人们也在"志"的旁边加上言字边，为志的异体字。

志的另一层含义，就是现代人理解的意向、愿望、企图等。

志的发音同"之"，按《说文解字》的解释志就是"心之所之"。志的金文字形，"心"的上面就是"之"，后来演变成了"士"。

心的正在所之，当下的心理活动，现在进行时叫忆，产生的结果叫意；过去的心之所之，就是记忆、回忆；将来的心之所之，将来时的问题，就是志向、志愿等。因此，分清了过去和将来，志的意思也就不矛盾、不混淆了。

按照中医理论，我们把正在进行的忆的功能，也就是理性思维归属于后天脾土；把保存的意的功能，也就是记忆力、记性归于先天肾水；把对将来的期盼、意向、企慕、焦虑归于心火。也就是说身心一体，互相关联也互相影响。

思维、忧思过度的人会影响脾胃对食物的消化和吸收功能，体重会下

降、肌肉会萎缩、气血会亏虚。脾胃功能弱的人，思维会变得迟钝，甚至经常卡壳停顿。《黄帝内经·素问·痿论》中说："思想无穷，所愿不得，意淫于外，入房太甚，宗筋弛纵，发为筋痿，及为白淫。"

14. 为什么情窦未开的时候，记忆力最好

意向、意愿、志愿过于强烈，鼓动人的心气去追求理想、实现梦想本无可厚非，但如果志向变成虚妄，就只能催人早死了。心气足、心火旺的人往往志向也高，古人对此有燕雀与鸿鹄，鲲、鹏、蜩与学鸠做对比，陈胜当年在耕地间隙说出"苟富贵，无相忘"，被人讥笑以后感叹："燕雀安知鸿鹄之志哉！"

没有好不好，只有合适不合适。让鸿鹄做燕雀是不幸，让燕雀存鸿鹄之志也是不幸。关键还是有自知之明，不要被煽动、蛊惑。虽说劳心者治人，但是劳心的人活得不快乐，因为他天天都在耗损心气、心血。现代人"以酒为浆，以妄为常"的居多，需要釜底抽薪：戒戒酒，去去虚火，收收心。

保存记忆的功能在于肾气是否温热、坚固，肾精是否充盈。小孩子的肾气、肾精充盈，情窦未开的时候，记忆力最好。多思伤脾，多喜伤心，纵欲伤精，射精、遗精、流产、白带过多的人，表现出来的就是记忆力很快减退。

锻炼记忆力不仅不伤肾，反而越用越灵！这倒符合用进废退的原理。原因在于天赋人的寿命很长，也就是说支撑气和神的物质基础——精足够用，可惜人不惜命，不会用，早早就把自己折腾死了，余下的精也就烧灰了。

脑萎缩、脊髓空洞、脊髓纤维化的患者，阳气不能上冲，无法炼精化气的人都会出现志的问题，比如记忆力减退。有的是近期记忆消失，远期

记忆保存；有的只能保存瞬间记忆；有的干脆“六亲不认”。这些都需要去治疗肾，包括督脉、丹田。在后腰，第二椎棘突下是命门穴，前面正对肚脐；命门穴的旁边就是肾俞穴；肾俞穴的旁边就是志室穴，也就是主管记忆的穴位。经常艾灸、按摩这条横线上的穴位，有助于恢复、提高记忆力。

15. 怀，涵盖胸、腹和小腹

怀的繁体字写作“懷”，从小篆到汉隶、行楷的变化不大，但是到了简体字就完全看不出汉字象形、会意、指事、形声的原貌。“懷”右边的字也念 huái，褢由“衣”和“眔”构成，眔音同“大”，是目力所及的意思，接近逮。褢的含义是把目力所及的东西包藏、裹挟在衣服里。古人着装讲究上衣下裳，因此，褢只能是藏在上半身的衣服里，藏在裤裆、裤脚、袜子、鞋里不能叫“褢”。

“怀”字虽然加了竖心旁，其某些本义与褢完全一致。因为有了“心”字，怀揣的部位更接近胸口、心脏，比如胸怀、心怀。怀本身做及物动词，指把东西藏在上衣里，比如“匹夫无罪，怀璧其罪”，意思是把玉璧藏在衣服里，普通人拥有了王家祭祀才能使用的玉璧，这就是明显的僭越，乱了纲常礼法，当然会被治罪。

现在名贵的手表很流行，戴在手腕上很惹眼，是男人身份、地位、品位的标志，比穿西服不扯商标讲究多了。过去可不是这样，得一块好表不易，人都揣在怀里，留根金链子挂在外衣兜上，至于里面的表是啥品牌的，是金的、银的、镶钻的，外人都不得而知。这种表就是怀表，现在用它的人不多了，在古董店能看到。含蓄内敛和招摇显摆的区别就在一块表上，这也是金玉其外、败絮其中和被褐怀金、被褐怀玉的区别。

由于胸和怀两个字作为词经常连用，导致很多人把胸当成了怀，权威的字典就把怀解释成“胸前”。确切地说，怀泛指上衣包裹的身躯，涵盖胸、腹和小腹。敞胸露怀暴露的不仅是前胸，还有肚子；探怀不仅指把手伸向胸膛、乳房，还指摸向衣服里面；纵体入怀，也不是仅指胸前；所谓怀抱，只要是上臂能环绕搂到的都算，在小腹也是可以的。

怀不仅是胸，最具说服力的应该是“坐怀不乱”。青年男女调情嬉戏，又不是胸口碎大石。又如，美女坐在柳下惠的胸膛上，这场景不好想象。按常识推理脑补一下，春秋时期尚无胡床、板凳、椅子，人们都席地跪坐，按照柳下惠的性格是正襟危坐，美女能坐的更可能是上衣覆盖的大腿面。柳下惠稍微弯弯腰，美女就会坐到他小腹上。

人们常说的怀孕、怀胎、身怀六甲，怀包含孕育的意思，不是特指小肚子；显怀是说孕妇肚子突出隆起，隔着衣服能看见。

16. 如果藏在内心的东西是负面的、阴暗的，时间长了肯定会得身心疾病

日本有个著名的怀石料理，流行的起源说法是当年寺院的日本僧人饥饿难耐的时候，把石头烘热，揣在怀里压在胃脘，暂时缓解饥饿感。本来肠胃充盈才会饱胀，这么从外加力把胃肠压瘪了使其不空虚，类似画饼充饥，效果恐怕维持不了多久。此说法貌似是以讹传讹不成立，如此窘迫的饥饿状态与华美精致的日本料理反差太大，根本不搭。

怀石料理起源于日本僧院不假，确切地说是起源于日本僧院在唐宋时期从中国学去的茶席。怀石怀的是玉，石之美者曰玉。老子说：“圣人被褐怀玉。”讲究的就是不仅外表光鲜，还要内在质量卓越。怀石料理最大的特点是盛饭菜的器皿不精致，用粗瓷、黑陶一类，而饭菜精致讲究。

空腹喝茶容易出现晕厥或出虚汗，俗称“醉茶”，因此在正式喝茶以前会先吃点东西垫补一下。怀石料理是为之后的茶席做铺垫，不是主角，上不得硬菜，等不及时间。做饭要快速简便，吃的东西讲究突出食物本身的

质量、味道，不重人工烹调添加佐料，这就要用到快速简便的割烹方法。“割烹”一词源于中国，日本现在还在用。《盐铁论·论儒》记载：“伊尹以割烹事汤，百里以饭牛要穆公。”割指刀工，尤其是在制作“脍”的时候，脍不厌细就是说切生鱼片的时候刀工要好；烹指油炸后快速淋浇汤汁，所谓逢烹必炸。

怀石料理一般有四道，先上一道羹，后演变为日式汤；第二道是脍，也就是生鱼片；第三道是炙，也就是烤鱼或烤肉，也有的上天妇罗——裹面油炸的蔬菜和鱼虾，是烹的变种；最后是煮菜，清水加菜和肉，当然还有饭。脍炙人口说的就是这个。

现在的怀石料理已经喧宾夺主，从茶席的前奏变成主宴，菜式变得花样繁多，杯盘碗碟越来越精致、漂亮，饭菜的口味却平平，失去了怀石的精髓。再加上经过炒作，价格很高，我吃过两次后，再不问津。

毕竟“懷”比“褱”多了竖心旁，就有了动心的意思，作为及物动词，它包含了形而上的无形的存在，表示包藏在内心的情绪、情感、神灵、意识、才学等，于是有了怀疑、怀念、怀春、怀忿、怀仁、怀柔、怀慝、怀二、怀恨在心、怀才不遇、心怀鬼胎、心怀叵测等词；当然还有把内心投射到外在的实物上，比如去国怀乡、怀旧，《诗经》中常有类似的诗句：“有女怀春”，屈原的“惟佳人之独怀兮”等。

胸怀锦绣倒也罢了，如果藏在内心的东西是负面的、阴暗的，比如不良的情绪、情感在人心中留下痕迹，这就让人难以释怀，时间长了免不了会得身心疾病。

中医有自己身心合一的理论体系和切实可行的治疗方法，能帮人解除内心的苦痛，将蓄积在内心的有形瘀结化成无形的能量释放出来，将不良的信息消除，让人们心怀坦荡、开怀大笑。

第三章

中医对免疫力的看法

人们研究病毒长什么样，一会儿冠状病毒，一会儿轮状病毒，就跟你向警察报案说小偷长什么样，可小偷多了去了。你要考虑为什么自己会感染，家里丢了东西，可能是没有防盗门，锁容易开，窗户是漏风的，这是招来小偷的主要原因。警察一会儿抓了这个小偷，一会儿抓了那个小偷，最后其他小偷还会来。

1. 用免疫球蛋白、激素都是不得已的办法

很多人是平时不烧香，临时抱佛脚，因此我想针对中医小白——热爱中医，但是对中医的思维方法、价值观和方法论没有什么概念的人，给他们从最基本的道理上讲一讲，中医是怎么认识、看待免疫力的。

先说一个故事，我记得应该是在1995年的时候，我看过一部美国电影叫《恐怖地带》（又名《极度恐慌》），讲的是一种传染病肆虐的故事，男主角是达斯汀·霍夫曼，他还参演过《雨人》。

电影讲的是一个美国人在非洲走私野生动物时，被一只携带了类似埃博拉病毒的猴子喷了一脸的口水。后来因为这只猴子没有买主，他就在野地里把猴放了。这个人因为感染了猴子口水中的病毒就开始发病，他坐飞机导致整个机舱的人都被感染了，接他的女朋友也被感染了。

他首先发热，然后各种出血，后来就昏迷了。最后这个病从接触体液传播变成了经过空气传播，因为接收了大量患者的医院发现跟这些患者没有接触的，在其他病房的人也出现了同样的症状。当时医生就意识到这是一个通过空气传播的传染病，因此上报到美国最高级的传染病管理机构。

经过传染病管理中心的人调查以后，发现这个病是不可控的。这些感染者都来自同一个小镇，管理中心的人只好把小镇全部封锁，出动军方防化部队全部进行隔离。因为这个病没有药，传染性、致死性又那么高，最后军方居然下令要扔气溶胶炸弹，让空气瞬间陡然加热到几千摄氏度，把空气里的病毒还有地面上的人全部干掉。

达斯汀·霍夫曼扮演的这个角色是部队的军医，他通过自己的努力去

找发病的源头，最后调查到走私人的踪迹，又到放生野猴的地方找到了猴，然后把猴诱捕到。既然猴是携带者，但猴又不发病，它的身上肯定有相应的抗体。因此，在把猴子逮到以后，通过抽猴子的血制造、复制出大批量的抗病毒血清，给感染的人注射治疗。

当时我大学毕业也就是四五年的样子，看了这个病觉得很恐怖，但自己也有点类似经历，因为我大学刚毕业就被分到东直门医院的门诊办，门诊办的办事人员有一个法定要求的工作——定期上报传染病的发病情况，比如那种上吐下泻或高热，具有传染性的疾病都要定时上报。咱们国家对传染病的控制还是有它的规章制度、系统。我清楚记得当时有些传染病不能说名字，是按“0 号”“1 号”“2 号”上报的，这就是我对传染病最早的印象。

后来经历了“非典”，我个人认为那部电影有点理想化，因为制造抗病毒的血清或抗病毒的抗体，甚至抗病毒的疫苗是很困难的事。据我所知，“非典”抗病毒的疫苗或抗体到现在也没制造出来。对这种中性或烈性传染病唯一的方法就是，因为没有特效药，只能支持或对症给点辅助治疗，言外之意，生死就看你自身的体质，用免疫球蛋白、激素都是不得已的办法——免疫球蛋白是外来的，激素会透支你体内的积蓄，都不是解决问题的办法。

人们研究病毒长什么样，一会儿冠状病毒，一会儿轮状病毒，就跟你向警察报案说小偷长什么样，可小偷多了去了。你要考虑为什么自己会感染，家里丢了东西，可能是没有防盗门，锁容易开，窗户是漏风的，这是招来小偷的主要原因。警察一会儿抓了这个小偷，一会儿抓了那个小偷，最后其他小偷还会来。

2. 力和气有什么区别

现在的人浅薄、粗鄙、糙，只能理解到这种有质的物质层面，超越物质之上更高维度的东西，脑子就接受不了。举个简单的例子，力和气有什么区别？我们上中学时都学过，力是物体对物体的相互作用，那磁铁在磁场里出现反应，没有物体对它的作用，为什么会产生旋转？为什么会产生相互排斥或吸引？也就是说，在力之上有更高级的东西存在。

比如，写钢笔字，用的是什么？用的是力；写毛笔字肯定用的不是力，因为毛笔是软的，因此用的是气！你为什么写毛笔字不好看，因为手上没气！我们中医找到了物质之外或物质之上的层次的东西，我们把它称为气，因此说独立守神也好，“正气存内，邪不可干”也好，讲的就是能量。

如果把正气具体一下，正气就是卫气，什么叫“正”？我们以你为坐标来谈这个事，是你的就是正，不是你的就是邪。比如，器官移植，把别人的器官移植到你身上，那就是邪；如果你的身体有正气，就会产生排异反应，要把它干掉。如果给你移植了别人的器官，又不想让你干掉它，西医发明了一种药叫免疫抑制剂，意思就是说你别干掉它。当然，干不掉这个东西，也干不了别的。因此，免疫抑制剂带来的最大副作用就是这个人弱不禁风，对其他细菌、病毒基本上没有任何抵抗力，导致对外来器官不排异了，但是对其他敌人也没反应。这就相当于被人打蒙了，你说你睡不着，他纯让你睡觉，那不叫睡觉，而是昏过去了！

现在我们说免疫的问题有两个极端，一个是没有免疫，就是免疫缺陷，比如大家都熟悉的艾滋病，就是后天获得性免疫缺陷综合征。后天获得就是说先天不是免疫缺陷，而是后天把免疫系统缺失了。

我们小时候不小心吞下一个苹果核或梨核都担心一件事，肚子里会不会长出一棵树，其实现在知道当时的担心是没必要的。为什么？因为你有强大的消化系统，会把吃进去的东西分解，让它失去活性，可以把它排出

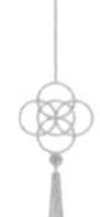

来，不让它在身体里停留。但对细菌、病毒来讲，很多人不存在这种功能，因此这些细菌、病毒就会在身体里发作，发作以后身体在应激状态下就会调动自己所有的资源把它干掉，这就是我们说的身体出现高热、炎症的反应。

大家记住，这是好现象，你能发热，能跟它作战，说明你的身体还行。等你的身体把它干掉了，像一些细菌的尸体和白细胞的尸体就会变成脓排出体外，这样你的身体就好了，这就是我说的艾滋病是自己的免疫系统垮掉了。大家都知道，艾滋病跟艾滋病病毒有关，艾滋病毒的携带者就是HIV positive（HIV阳性），但感染了艾滋病病毒不见得会得艾滋病，不见得会有艾滋病的免疫缺陷症状发作，这说明身体里的免疫系统还存在，还能抗衡它，有潜伏期，这是免疫缺陷。

免疫系统还有一个毛病叫免疫过亢，就是说自身的免疫系统会把身体的组织、器官、脏腑干掉，这种病也很常见。比如，红斑狼疮、类风湿性关节炎、自身免疫性脑炎，还有狼疮肾（系统性红斑狼疮最常见的内脏损害），就是自己的免疫系统会把肾脏干掉。

我有免疫能力，但我把自己人干掉了，这说明什么？有两个可能，一个是你疯了，另一个就是你的组织里已经有敌人了，为了杀敌就捎带脚把自身健康的东西干掉。这种患者需要用免疫抑制剂，就是告诉身体别这么干了。这是一个息事宁人的办法，但不是解决问题的根本办法。

3. 中医怎么看免疫力

◎正常人的身上会罩着一团气——喜气洋洋、杀气腾腾、死气沉沉

我们中医怎么看免疫力？先跟大家说一下卫气，第一，我们要相信人是有气的，身上是有热量的，证明你还活着，能动！正常人的身上会罩着

一团气，如果你是正常人，应该能感觉到这团气。

我们说一个人喜气洋洋、杀气腾腾、死气沉沉，这些都是气，白天的时候笼罩在我们身体的外面，到晚上睡着了，这些气会回到我们的身体里，因此，我们晚上睡觉时需要盖被子。

◎卫气的第一个来源是先天的肾精

卫气有三个来源，第一个是先天的肾精。肾精指什么？指我们储存在骨髓、脊髓、脑髓里的基本物质，这些物质储备得充盈，在关键时刻又能被调动，那你的卫气就是足的，这个过程叫“炼精化气”。反之，如果肾精不足，你就会变得很虚弱。

肾精有一个特点，它同时支撑着你的生长发育和健康保健，另外它还有一个作用——繁殖后代。这就形成了一个矛盾，如果你想保全自己，就在那方面少做一点事；如果你想追求快感，身体就会变得弱一些。

正常的性生活对人的身体是有补益作用的，过度的、过频的、过滥的性生活会对肾精造成损害，对免疫系统会造成最大的伤害。我们都知道骨髓是造血的，肾主骨而生髓，这都是肾精。

想让自己的肾精充足，首先别漏，我们一定要记住适可而止。适当的、合适的性生活对人是有好处的；什么是过度的性生活？做完这事后头晕、眼前发黑，走路腿脚打软、腰酸背疼，小便滴滴答答，尿不干净，这就是透支的表现，需要赶紧养一养。

◎卫气的第二个来源是脾胃消化的食物

卫气的第二个来源是脾胃消化的食物，也就是中焦的运化功能要正常，能把吃进去的东西变成营养物质，这是必需的。换句话说，如果吃多了，或者吃得不合适、吃了一些不干净的东西，导致消化功能降低或吸收不好，你的卫气明显就会被削弱。人们平时感冒一般都是先呼吸道感染，然后发热。

脾胃消化不好导致卫气弱，最典型的症状出现在小孩子身上，就是停食、着凉，这儿消化不好那儿就感冒，当然，大人也会有相应的表现。为什么感冒？因为中焦脾胃运化不了，给身体提供不了能量，外面就容易受风，这是连带的。因此，治这种病只发汗、退烧没有用，一定要把肚子“弄软”，让他蓄积的食积消化，才能达到源源不断地为后天之本提供能量的目的。

◎卫气的第三个来源是肺气

卫气的第三个来源是肺气，我们一定要呼吸新鲜空气。

这三个来源结合起来就构成人的免疫系统最基本的条件。

4. 神魂颠倒、昼夜作息不规律的人，即便物质能量充足，也达不到预防疾病的目的

前面谈过，脾胃功能好是构成人的免疫系统的三大条件之一，为了强大我们的免疫系统，我们要吃容易消化和吸收的东西。我反复强调“五谷为养”，告诉并建议大家要吃有繁衍能力的种子，不要过度摄取不好消化的肉类、水果和牛奶。

现在各种奇谈怪论都有，有一段时间流行生酮食疗法——不吃碳水化合物。碳水化合物被妖魔化得不得了，说吃了就会胖，主张只吃肉。我告诉你，如果身体里缺碳水化合物，脑子都运转不了，你不吃试试！很多人把自己身体吃垮了，回头又开始吃饭。另外，碳水化合物的来源也不一样，

有来自山药、红薯的，还有来自现在人们经常喝的珍珠奶茶里的木薯粉做的珍珠，这些淀粉和来自种子里的淀粉完全是两个概念。

我们讲“五谷为养”，一定要吃种子，现代人一说不吃碳水化合物，基本上就拒绝吃主食。我告诉你，植物的精能很容易地被转换成你的肾精，如果你不吃植物的精，去吃别的东西，最后肾精就会亏。

很多人减肥，就吃点黄瓜、西红柿，吃得满脸菜色。其实，你这是在糟践自己。我希望大家一定要注重自己的饮食，意识到我们现在都是营养过剩、消化不良，而不是营养不足，把体内这些吃进去的东西化掉是我们现在主要的任务。吃的时候是这样搭配的，“五谷为养”，五谷是第一位的，“五畜为益”，可以稍微吃点肉，一定要吃蔬菜，然后加点应时当令的水果，这是我必须强调的事。另外，讲得更高级一点，**肾精、脾胃运化的水谷精微和肺气是提供构成我们卫气的主要组成部分，但指挥它运作的最高级指挥官，是心神。**就是说心慌意乱、心神不定、神魂颠倒、昼夜作息不规律的人，即便物质能量充足，最后也达不到防卫自己、预防疾病的目的，为什么？因为指挥错了！

我以前听音乐会总觉得指挥是最没用的，觉得大家照着乐谱拉自个儿的就行了，事实证明指挥是最重要的。如果一个人能学会安静，能够保持跟天地同步的睡眠，这时你的神就能按照自己的节奏调度身体里的各种能量，让它们达成一种特别好的比例和关系，以此抗击外来的细菌、病毒。如果你的神是乱的，或者节奏是错的，生活作息是昼夜颠倒的，不遵照春生、夏长、秋收、冬藏的节奏去做事，即便有再充足的肾精、再好的营养、再清洁的空气，免疫系统照样无法良好运行。

第四章

现在的病大多数都是生活方式病

什么是道德？道是天道，『德』字有『人』、有『心』，有人为。符合自然之理，才得道、有德行。有的人到大病快死的时候，才想到为什么得这个病、凭什么得这个病，没想到人得一个病也不容易，没有几十年一丝不苟、孜孜不倦地违背自然，也得不了这个病。

1.“白天东奔西跑，晚上还得做梦。”

原以为没有情绪波动和感情困扰的人才能长寿，或者长寿的人没有情绪波动和感情困扰，当我见到百岁道长张至顺，才知道真人自有真性情。道长说起自己的母亲和师父，情不自禁地会哽咽、流泪。

有一次，在道医研讨会上，老道长没有装糊涂做和事佬，而是义正辞严地批评了两位发言者的错误，老道长说：“你们活得太累了，白天东奔西跑，晚上还得做梦。”

有人问饮食与长寿的关系，希望老道长讲讲吃什么能养神，老道长对不靠谱的提问基本沉吟不语。提问者不明就里，一个劲儿追问。我忍不住说：“靠化缘吃饭的人，将就糊口，哪有讲究？皇帝倒是讲究饮食，有几个长寿的？”后来，老道长写下“饮食养身不养神”。

总有人问我向老道长学到了什么秘诀、法术，扪心自问，我本身就没抱着这个目的去。坐在老人的身边，或无言，或感受他的言谈举止，听他讲故事、打比方，跟着他神游物外，常常不知所终，又被他的豫陕口音“拐回来说”带回来。如果你有机会去军营，你会缠着司令教你擒拿格斗，跟他要点枪支弹药吗？

我很早就在北京西山卧佛寺看到过乾隆题写的牌匾“得大自在”，遗憾的是我一直把它念成“得大 自在”，日前在海南听张至顺老道长讲课，他说人体里有个“大自在”，我恍然明白那块匾应该念成“得 大自在”。活着的时候能做到的事，不要等死后。

2. 北京这么多高楼大厦，住的都是睡不着觉的人

我以前说过一句话：“**北京这么多高楼大厦，住的都是睡不着觉的人。**”现在的病都是生活方式出问题闹出来的，这种生活方式包括饮食、起居、情绪、习惯、思维方式。现在大家都处于集体无意识，反正大家都这么做，我也跟着做。

压的繁体字是“壓”，上面是讨厌的“厌”，首先，说明从事自己不喜欢做的事才会觉得有压力；其次，患得患失才有压力。道家让人独立守神，“以恬愉为务，以自得为功”，不依赖身外之物，就没有压力。

你现在把我的一切都拿走，我依旧活得挺好，做人必须想得开，很多人都是“死”过一次才想开的，之所以现在有压力，就是因为还没有想开，心态没放开。内心想得开，如果你的经络通畅，压力在你的身体里通行，它有进出的渠道，这就没事。就怕人纠结，在纠结的状态下再有压力，有两个可能，一个是爆炸，是身体内的；另一个就是爆发，这是向外的。

失败不是成功之母，知错、认错、改错才是成功之母。先要“知”，这是意识层面的；“觉”涉及人们常说的魄力，归魄管；“感”更深入了，归魂管。“意识到不对”是很省劲的，比如意识到这是炉子，里边有火，那就别碰它，这就够了。如果你非要烫一下、起了泡才知道这是炉子，这叫“觉”。

能让现代人接受的是恢复“知”，**现在连常识都是错的，人被商业利益绑架的常识洗脑以后，普及常识就成为很重要的事。**比如，成人是否需要喝牛奶？每天是不是要喝八杯水？是否需要补钙？猪油是不是那么不健康？混合油是不是那么健康？

3. 物质文明解决不了精神和文化匮乏的痛苦

现在人们总说世界在变平，但世界变平是在变和，还是在变同？我们丧失了中国味，就是因为被人洗脑，做别人的附庸。我们几千年传承下来优异的本能，比如觉、感、悟等中国味都被偏见和痴见覆盖、屏蔽了。因此，我们恢复知觉、恢复常识很有必要。

当然，人们遇到矛盾、冲突必须做出取舍，就看你追求什么了。道家是贵生的，才讲究修身养性，尽其天年；儒家是讲究舍生取义的，要杀身成仁……总之，各从其欲，皆得所愿。

中国人被诟病不讲究逻辑思维，这只是从智的角度讲，想把握多元素、参数复杂、普遍联系变化发展的规律，光有逻辑思维是远远不够的，还需要有慧。二元对立、非白即黑、非好即坏是小孩子层次固化的考量，无法适应复杂多变的环境。

中国人经济的独立会促进人格精神的独立，相信中国人会逐渐恢复良知，恢复对祖先的认同和尊重，为中华文明感到骄傲，恢复自信、自尊，毕竟物质文明解决不了精神和文化匮乏的痛苦。

4. 人际关系很差，是肾精消耗得太厉害了

现在人跟人的关系特别脆硬，没有弹性和张力，一句话不对就闹翻了。其实，如果人的肾精都充足，关系也是有弹性的，你骂我一句，打我一下，不算什么，做了无心之过、有心之失，我也能容忍。人际关系的弹性、张力很差，跟肾精消耗得太厉害有关。

5. “有胃气则生，无胃气则死”

古人教导：“有胃气则生，无胃气则死。”二十多年来我也越来越感到脏病难治，需先治腑，六腑通畅，李代桃僵。治疗胃病是治疗六腑病的关键，正如腑会中脘，中脘开则六腑气机启动。胃本身又是个情绪、情感器官，胃不和则卧不安，胃不和则烦而悸！

6. 伍子胥一夜白头故事的中医解释

古人从来都讲蓄发，不是讲满清入关以后大家都留辫子，中国古代的伦理观就是身体发肤受之父母，不敢毁伤。因此，无论男女都要蓄发——男的要顶个冠，女的要插一个发髻绾起发卷。

束发有什么好处？我举个简单的例子大家就知道了，很多人都知道一个故事——伍子胥过韶关一夜白头。换句话说，如果他没有头发，他会白什么？想过没有？我们中医讲发为血之余，头发是一个为应急储备的仓库。碰到这种心急火燎、心急如焚的时候，烧的就是肾经。有头发和没头发就是不一样。

另外，我观察了一下，像我这个年龄段的同事、同学的头发都白了。其实，我知道他们都在熬夜，很多人不把熬夜当回事。有人问我：“你的头发为何这么黑？”第一，我出生那年是 1966 年，水太过，肾精偏足；第二，我从来不熬夜。我以前跟大家说过和梁冬一起对话《黄帝内经》的时候，被同学们拉去打麻将，我就先把钱给他们，说这是我输的钱，你们玩，我去睡觉，到后期就没人找我玩了。不然你熬夜，打麻将赢钱，都昏昏沉沉的，何况输钱呢？熬夜的事我从来不做，能推则推。

7. 孤和独

最早孤和独都是指家族血亲的关系异常，孤是没有父亲或父母都没有，独是指老而无子（未生或丧子）。特殊的家庭关系可以造就特殊的性格，比如，孤僻、孤傲等。而独夫因为绝后，不怕死后洪水滔天，故祸害天下无所顾忌！

8. “爱情”受的玷污最多

爱情本来就是奢侈品，有独立经济、人格、精神和能力的人才配谈爱。单爱是恋，两个人同时相爱才是爱。你爱上的人同时也爱你，无云山阻隔，俩人又在一起的概率真的很小，即便分离，两个人的心也在一起，互相惦念、互相温暖、心神相通、时空无碍。

我觉得“爱情”这两个字受的玷污最多，很多人把嫉妒、贪婪、占有欲、控制欲、焦忧、焦虑、不安全感都投射绑架在爱情上，整出各种痛苦来，还让爱情来背锅。

爱情是美好、快乐的，如果相爱的人痛苦，缘于你的心智不成熟、情绪不稳定、性格有缺陷，与爱无关。

当一个人说“我爱鱼”的时候，你一定要搞清楚他的真实意思。按理说，你爱鱼，那就是喜欢鱼在水里自由自在的样子，自己还投食喂喂鱼。但绝大多数人说爱鱼的意思是他爱吃鱼，钓鱼上来，红烧清蒸，大快朵颐，他爱的是他自己。因此，当你听到有人说“我爱你”的时候，当他撩你、追你、求你的时候，一定要搞清楚，他是哪个意思？

9. 和为贵是与不同的季节、时间、环境、人群相处的能力

“和为贵”这个概念从古到今都在提，但没人知道这个“和”是什么意思。和的前提是不同，你要和跟你不一样的人相处得非常好，你吃到不一样的东西，比如在美国照样能吃好，美国没有中药，照样能找出中药，去尝它，因为知道药的性味归经。

和为贵是与不同的季节、时间、环境、人群相处的能力，古人说：“虎狼丛中也立身。”这种和是一种能力，是张弛的一种度量。另外，和是对其他不同人的一种尊重。对人不尊重，总想把别人变成你这样，天下大同，让所有人跟你长一个样，有意思吗？找对象看镜子就可以啦。以前是消灭异己，把和自己想法不一样的人干掉，现在我们要尊重别人的宗教信仰、饮食等各种习惯，但还要保持自己的独立和自主。

10. 人得一个病也不容易

某些说教是为了满足某种需要、目的，让人偏离人性。但现在的人慢慢地觉醒了，回归到自我以后，开始意识到生命的宝贵。首先是肉体宝贵，进而更深一点，意识到内心（元神）的宝贵……这是好事，说明人的外在没有太高的理想、兴趣、追求，只能回归到自己。

什么是道德？道是天道，“德”字有“人”、有“心”，有人为。符合自然之理，才得道、有德行。有的人到大病快死的时候，才想到为什么得这个病，凭什么得这个病，没想到人得一个病也不容易，没有几十年一丝不苟、孜孜不倦地违背自然，也得不了这个病。

“时间能治疗一切伤痛”真是一句片儿汤话，几年、十几年、几十年都

是时间，怀着伤痛到死的人也不少。每个人都应该认识到结束恋情和婚姻等感情问题对自己的身心造成的伤害，并积极面对去接受治疗，这样才能忘情释怀，疗伤痊愈重新开始！否则只能走向自闭，或带病上路、怀恨在心，带着过去跟新人过。

11. 养生之道，其实是养性之道

养生之道，其实是“生”加“心”，即养性之道。为什么很多人关心养生？首先这是个产业，很多人借此挣钱，养生热后，多少人在卖书？多少人在卖药？多少人在卖刮痧板？多少人在卖茄子、绿豆、黄瓜？……但没有人意识到养生的背后透露出什么问题。当人疯狂的时候，谁想过养生？没有吧。

中国历史太长了，现在发生的事好像以前都发生过。齐桓公夸厨子易牙忠心，管仲就问：“他为什么忠心？”齐桓公说：“我吃过天下的美味，却没吃过小孩子肉，易牙听我说完就把亲儿子蒸熟了给我吃，这还不忠心？”管仲说：“像这种没有天理、人伦，灭绝人性的人，他能对自己的亲生儿子这样，将来对你也会这样。你认为他忠心，但我认为他是个奸佞的小人，将来你会死在他手里。他对你不是忠心，而是看你得势以后才这样做。”事实证明，最后齐桓公的下场很惨，国家活活被易牙这个叛贼给灭掉，人还被活活饿死了。

养生的层面是不同的，古人分为道、法、术、器四个层面。普通人仅仅看重有形的肉身和食物、药物，能关注到无形的、形而上的层面才是养生之道，也就是养心和养神的层面。

有的人的肉体似乎没任何毛病，但他的情绪、神志、感情一塌糊涂。身体似乎挺好的，但就是活得不开心，觉得一天到晚没什么意思，就想自杀，还有的人想杀人。居然有人说药家鑫连捅人八刀是弹钢琴习惯了，这就是无心之论或诛心之论。我天天给人看病扎针，扎针也习惯了，我怎么不去杀人？怎么我作为一个大夫就是救人？

元朝的统治者怕老百姓造反，强制老百姓家里共享一把菜刀，还拿铁链子拴着。管得了刀，但管不了刀背后的人，为什么不去感化人的心呢？

因此，我觉得今天人们看重养生，总比看重营生好。养生讲究顺应自然规律，无为而治；营生讲究经营、钻营、蝇营狗苟，刻意不自然，极端的营生会牺牲生命。比起过去那些莫名其妙的舍生取义、杀身成仁，比起饿死事小，失节事大来说，这是进步。另外我希望养生能更深入一些，深入人的内心。

道家讲，所谓的道法自然、无为而治，顺着天性去生长，日出而作，日落而息，不加人为的干扰或悖逆，就不会生出很多疾病。现代人无论身病、心病，原因都在这里。

心是先天的本性，意是后天培养的意识，中医称之为元神和识神。有的人活一辈子也搞不清自己是谁，就活在强迫意识上。如果强迫意识符合先天的本性，顺应自然之道，就叫有德。

其实，中医不是医术有多高明，而是唤醒了人自愈的本能。但人自愈的本能在现代社会基本上被压制了。商业社会发展到现在大都是在否定人的天性，给人加上后天的习性，塑造出社会需要的齿轮，没有想过需要的是一个人。

12. 人们总是看生命的“量”——活多少岁，却没考虑过生命的“质”——活得怎么样

中医总是在讲养生之道，也不否认几个道家活了一百多岁，但中国古人的普遍寿命就是三四十岁。还有一个问题，人们总是看生命的“量”——活多少岁，却没考虑过生命的“质”——活得怎么样。

生命的“质”体现在哪些方面？不否认人有七情六欲，而且应该得到基本的满足，但是很多人把“欲”变成了“纵欲”（过度放纵自己的欲望）。可以统计一下历代吃得最好的皇帝或美食家，你会发现他们都是疾病缠身，而且没几个人长寿。

因此，养生说“嚼得菜根就行”，没加调料就是一碗米饭，几个人吃得很香，这说明什么？说明人的自身“化”的能力很强，元气很足。如果人的元气不足，总是靠调料等色香味刺激，靠药物一样的东西刺激起情欲，就不是正常的七情六欲，而是在纵欲。结果就是把人的精血提前透支，吃完这个还得追求下一个更新的。

道家讲“医不叩门，道不远人”。厚朴中医学堂是人家来敲门说：“徐老师，我现在有问题了，想请教您有什么建议和意见。”“道不远人”是给予那些对道有需求的人，他不会主动拉人入伙。

孔子说：“己所不欲，勿施于人。”现在很多人是“己所欲，就要施于人”。道家说：“各从其欲，皆得所愿。”有的人就愿意“牡丹花下死，做鬼也风流”，你干嘛还要跟人家说节欲的事？除非有一天他发现自己快透支干净了，觉得再这么下去腰直不起来，眼睛也花了，头发掉得也没几根了，才来找我，我会告诉他中国古代有伤精、伤气、伤神的理论。

道家从来不说提倡，因此致使它成不了主流，只能成为一种潜流。大家别担心道家或中医会断，它永远不会断，而是以另一种方式传承。传承

的方式就是你有准备好的头脑，我有一套东西，碰到一起将其传承下去。现在很多人反中医、不相信中医，有人说：“来吧，你和那些反中医的人辩论吧。”我说：“偏见比无知距离真理更远。”让一个对某个学科偏执而坚定迷信的人去容纳、相信点别的东西，是不可能的。

13. 无论中医、西医，最重要的是学会敬畏生命

无论中医、西医，拜师学医最重要的是学会敬畏生命，别误诊、别耽搁、别害人、别治死人。现在中医热，各色人等都混进来了，文艺青年学了几天，顿悟灵感满天飞，开公众号和“微博”已经满足不了自己，非得开班教学收徒，结果遭受业内中医集体狂批。

其实，文艺青年不可怕，他们以意淫居多，过嘴瘾指导养生而已，不敢动真格的看病临床，没胆儿害人；最可怕的是武艺青年学中医，他们最爱简单粗暴、快速见反应的疗法门派，学医当天回去就敢动手治病，先治死外人，后治死家人，最后干掉自己。《黄帝内经》反复叮嘱的“非其人勿教”，说的就是这些人。

人只要发心起愿是正的，脊梁就是直的，神气就是光明的，邪魔自会远离。玩术、器、阴谋、诡计的人，缺的就是这个。

当年马衡枢教诲：“如果碰到棘手的患者，无法下明确的诊断，那就别伸手，让病情保持原样，留下时间观察，或留待高手解决。否则，就会治成坏病。”

很多病小到感冒，大到癌症，患者都不是病死的，而是被治死的，庸医杀人从不用刀。

第五章

很多人的病是价值观出了问题导致的

很多人得重病，并不是被细菌、病毒渗透杀死的，而是整个道——方向出了问题，之后一系列问题就跟着来了。道出问题是怎么回事呢？是心病，是价值观出了问题，影响到他的生活方式出了问题，使我们不断伤害、摧残自己身心健康的同时，居然还没有意识到。

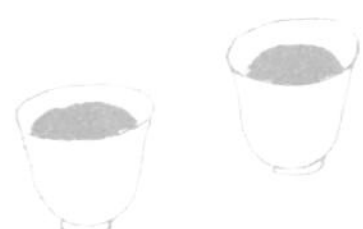

1. 贵生——活出个人样，活出精彩

什么是生命的质，也就是怎么活出个人样，活出精彩？其实，这个质涉及了做人最根本的问题，即对人生的态度和价值观，就是说你怎么看待你的生命。我行医这么多年发现，很多人得重病，并不是被细菌、病毒渗透杀死的，而是整个道——方向出了问题，之后一系列问题就跟着来了。道出问题是怎么回事呢？是心病，是价值观出了问题，影响到他的生活方式出了问题，使我们不断伤害、摧残自己身心健康的同时，居然还没有意识到。

有些人病重以后，快不行了才有所醒悟，但有些人至死也不明白。

我们来看一下道家，中医是道家的传承，道家怎么对待生命，我总结出这么几点，第一点是贵生。唐朝有位伟大的中医学家叫孙思邈，他也是道士，活了一百多岁，留下了两部伟大的著作，一本叫《千金要方》，一本叫《千金翼方》。为什么起这个名字呢？他在序言中说："人命至重，有贵千金。"他认为，就算我是贫贱的下等人，我的命也比千金重，他给这两本书取了这个名字。

其实，道家的很多著作，比如，《吕氏春秋》《淮南子》里都有一篇《贵生》，讲人的生命是最宝贵的，如果你拿这个最宝贵的东西去换取、博弈、拼搏，道家认为不值。古人有句话，如果你用最宝贵的东西去追逐名利，好比"以隋侯之珠（古代很著名的珍珠）弹千仞之雀"，这个比喻很精到，我们整天拼命地工作、干活，图啥呢？这是道家的态度。

那么，我们平时接受的传统教育对生命的态度是什么样呢？

儒家的创始人孔子"不饮盗泉之水"，他把生命放在第几位？正常人都快渴死了，看见有股泉水冲上去就喝，孔子不喝，先看泉水叫啥名，一看写着“盗”，不喝，渴死也不喝。孔子重视什么？名。这还没什么理可讲，先问问名字，孔子说：“名不正，则言不顺。”生命在孔子的眼里重要吗？不重要，别人对他的评价、态度和名分，他认为这些都是比生命更重要的东西。

再看看孟子，孟子说：“鱼，我所欲也；熊掌，亦我所欲也。二者不可得兼，舍鱼而取熊掌者也。生，亦我所欲也；义，亦我所欲也。二者不可得兼，舍生而取义者也。”孟子把生命放在第几位？第二位。中国人千百年来在儒家这么教育下，认为生命对自己来说不是最重要的，还有比生命更重要的东西。因此，大家会轰轰烈烈地为那些所谓的名、义和利去献身。有段时间还流行过匈牙利诗人裴多菲的一首诗：“生命诚可贵，爱情价更高。若为自由故，二者皆可抛。”看看，生命排在第几位？

还有一些人怎么对待生命？杀身成仁，不成功便成仁。

还有什么？牡丹花下死，做鬼也风流；人为财死，鸟为食亡……比起钱、美女而言，自己的命不重要。看看道家的说教和其他说教，我们就知道，我们很多病就是在这种思想的鼓动下造出来的。因此，如果不端正心态的话，最后得病是必然的。

那么道家是不是就提倡人去苟且偷生、偏安一隅、出卖原则呢？不是，我们也分应急状态和和平状态。当邱少云动一动就会影响周围战友的安危时，他选择了舍自己顾全大家，但我们到了和平年代，不存在非要牺牲自己，才能顾全单位和大家时，我们为什么要牺牲自己呢？

大家想想，道家讲的心态是什么？百挠而不折，可以委曲，可以求全。但我们平时提倡什么？百折不挠，宁为玉碎，不为瓦全，不然就有点丧失原则了。大家想想，历史上发生的这些故事中的人，比如，越王勾践、孙膑等都是受过大磨难、忍受过大屈辱，才能活出自己生命的质和量的人，值得我们去参考、学习。

2. 非要强迫自己干违背自然的事，最后就会自取灭亡

那么从道家的观点来看，怎么能最好地实现自我呢？就是说活了一辈子，如何活出自我、活出精彩。下面，我大概总结了这么几个方面，供大家参考。

毛主席说：“身体是革命的本钱。”没有身体怎么革命？体现生命活出质量的基本物质条件——肉身，物质决定意识，也就是身体的健、康、全，还有我们经常说的康泰。

先说一下身和体，身和体有区别吗？很多人问：“徐大夫，我能不能锻炼身体？”我说你是锻炼身，还是锻炼体？有的人办健身卡，我说那不叫健身卡，应叫健体卡，为什么我这么说呢？身和体有区别吗？体是肢体，是分支。有人挤对孔子“四体不勤，五谷不分”，四体是指哪四体？两只胳膊、两条腿，五体投地就是再加上脑袋。身指什么？身躯、躯干。身和体，一个是主干，一个是分支，请问谁重要？当然是主干重要，人没胳膊、腿还能活，如果没有身躯呢？那么从锻炼身和体的角度来讲，当你气血充足的时候都能供应，但是当气血不足的时候，身体的本能会舍谁？

当人的气血不足时，本能地会把气血引到哪儿？身躯。这时人的身体有什么表现？手脚冰凉，或手脚不得劲。人们常说人老腿先老，为什么先老腿？因为顾不上腿了，就跟树一样，树的营养不够，会先舍末梢。

我们现在所谓的锻炼是在干什么？强迫自己的气血从身躯往四肢流。

西方传来的广播体操和我们中国的五禽戏、太极拳、形意拳的区别在哪儿？毛主席说：“发展体育运动，增强人民体质。”没说：“发展身育运动，增强人民身质。”身和体更大的区别是什么？身受一个系统控制，体受一个系统控制。现代医学认为，控制体的是随意肌，即跟随人的意志而控制；

控制身躯的是不随意肌，谁有本事把心跳调得快点？比如碰见美女了，快，心跳快一点；吃多了，胃蠕动一下；好几天没上厕所了，赶紧排便；还有那些阳痿的人，让它起来……会听你的吗？它听谁的？有另一套系统在控制它，这就是我们中医讲的天赋本能的那套系统，不以人的意志为转移的那套系统，中医叫什么？精气神的神，中国人还把它称为心。这个是不随意的，你想让它蠕动锻炼起来，前提条件是什么？安静，忘我。忘掉后天那个刻意的我。

因此，练太极拳、五禽戏、形意拳首先是要站桩。傻呆呆地跟树桩子一样在那杵着，看似没动，实则动了。哪没动？胳膊、腿没动；哪动了？身躯里的脏腑在动，会微微出汗、打嗝、放屁。哪个更容易做到？当然是用意的更容易，动动手，动动脚，做个深呼吸；不用意的不容易做到，因为现在的人静不下来。

我让学生站桩五分钟，他站哭了，觉得烦躁，受不了。现代人活得太刻意，太失神。有的人立冬要去冬泳、跑步，丝毫不知收敛神气，让它闭藏起来，养精蓄锐，去养你的身，养你的心，养你的精，蓄你的锐，到春天再去生发。

我们虽然没告诉大家该做什么，其实在告诉大家不要做蠢事。所谓蠢事就是违反天地自然之道的事，违反了身重要体不重要这条规律的事，如果非要强迫自己去干这种违背自然的事，最后就会自取灭亡。

3. 生命的质量首先体现在身体要健、要康

生命的质量首先体现在身体要健、要康。请问什么叫“健”？什么叫“康”？健是形容词，在古代做副词，意思是有力的。“天行健，君子以自强不息”是什么意思？天上的星星运转得那么有力量，永远也停不下来。古代有一种使动用法，就是把形容词、副词用做动词，就是使之有力的意

思。健是什么？使什么变得有力量、有力气。有一个药叫健胃消食片，就是使胃蠕动，变得有力量。吗丁啉的广告说什么增强胃动力，我觉得真啰唆，直接说“健胃”不就完了吗？健的意思是有力、有气。它的反义词是什么？萎、废，就是无用，意思是失去它的功能。因此，活人和死人的区别是什么？活人有气、有力，死人没有气、没有力。

举个最简单的例子，人的心脏不健有什么表现？心衰。心衰是什么表现？首先心跳慢了，心率就慢，一看这人心的阳气就不太足了。另外，心藏神，心主神明。流露出的情绪状态是什么样？北京话说这人做事特有心气，心气很高，如果心气不足、不健了，就没有心气，干什么都没意思，做什么都没兴趣，你给他座金山，他不想拿；你拿刀砍他，他说砍吧。这是什么状态？哀。哀莫大于心死，哀而无力，想爱但没有力量的那种状态。我们说这人没心气，或者说心气不健。

再来说一下康，康是什么意思？这又涉及古人用字，古人用字非常精确、言简意赅，不像我们现在都说废话。古人描写道路，叫什么？一条道走到黑，孔子说：“吾道一以贯之。”一条线下去，这叫道；如果出现了两个方向呢？就是有分歧，就叫歧，有个成语叫歧路亡羊，有人丢了羊，追到分岔路，不知道该往哪条岔道上去了，这就是歧；如果有三个方向呢？就是三岔口；如果有四个方向呢？就是十字路口，武汉号称“九省通衢”，衢是四个方向都通；如果有五个方向呢？大家都知道“康庄大道”，五曰康、六曰庄，意思是五个方向都通叫康，六个方向都通叫庄；最高境界是几个方向？中国数字最大数是九，九个方向都通叫什么？馗。这就是极大的开通。回到健康来讲，如果人体的经络和血脉全通，就不是健康了，而是“健馗”了，那是悟道成佛的境界，什么事都想开了。但作为一个普通人，半数以上经络、血脉通就不错了，这就叫“康”。

现在不康的人太多了，钻牛角尖，一根筋想不开，最后自残、自虐、自杀的人太多了。

举个例子，现在冬天开始供暖，如果你们家的暖气片不热，分析一下大概有两个原因，一个是“不健”，另一个是“不康”。不健是什么？锅炉房没好好烧，没有热力，热气通不到你家，当然就冷；另一个原因是管道堵了，假如锅炉房烧得都快热炸了，你们家还不热，什么原因？赶紧去疏通，那就是不康。

关于健康，千万要诊断正确，如果诊断错，把不康当成不健，还升温、加油，就会把某个脏腑炸掉，你的手脚还是冰凉的。

以中国人的哲学观，对身体的认识是什么呢？一个是它是活的，要有力、有气，要健；另外，它的经络、血脉，包括人的思想、情感、情绪，基本半数以上是通畅的。这决定了他的生理是正常的。如果一个人不健或不康，他的生理不正常，会导致情绪发生变异，最后会使他做的一些决定出现偏差。**中医的观点和辩证唯物主义的观点是一致的，物质决定意识，你的生理决定了你的心理。**

4. 贵全——不要乱切扁桃体、阑尾……

我们道家的观点还强调要全，就是活的时候要全，这是我们的价值观。我们反对你把老天赋予你，而你认为没用的东西都给切掉，比如扁桃体，现在很多孩子一发热，扁桃体脓肿后就去切了。

我告诉你，扁桃体是保护心脏的门户，也是保护人的情绪、情感的门户。我现在主要治的都是一些抑郁症，很多人得抑郁症的病因，就是小时候把扁桃体切掉了，门户大开，外邪就进入。

还有一个就是所谓的阑尾，古人茹毛饮血，阑尾是消化吃进去的动物毛发的器官。它有消化功能，还有免疫功能。现在人吃的干净，不再吃动物的毛发，阑尾的功能在慢慢地退化，但它还有免疫功能，我们现在在做什么？认为没用就切掉了。另外还有乳腺增生，切；卵巢囊肿，切；胆结石，切……反正是无所不切。切了以后的结果是什么？不全了，丧失了物质的基础，就会影响心理的一些功能。因此，我建议大家如果想保证自己的身心健康，最好不要盲目地切。

5. 脚后跟叫“踵”，它是肾气的发力点

什么叫“弄残”？大家中学学过龚自珍写的《病梅馆记》，梅树本来在按自己的天性去长，我们人为地把它扭成这样、那样，这就是摧残、违背它的本性做事。我们现在都在摧残自己，扭曲自己，把自己弄得变形。现在流行所谓的什么丰胸啊，隆乳啊，整形啊，就是在摧残自己，把自己弄得变形了。其实，这种人本身是内心深深的自卑感在作怪。

另外，现在的女生最常见的摧残自己的方式不是减肥，而是穿高跟鞋！人和动物一样，都是脚后跟、五趾着地，中间是空的，这是天然的一种生理结构。事实上，招兵都不招扁平足的人，因为这种人跑不起来，路走不长。

中医认为，脚后跟叫“踵”，它是我们肾气的发力点。繁体的“动”怎么写的？“動”，就是脚后跟一发力，劲就上来了。因此，古时想废人的武功很简单，脚筋一挑。现在想伤害肾气很简单，不挑脚筋，只需把脚后跟支棱起来，站出这个形状，就代表一种心情，总想够点什么，老想抓点什么，最后导致伤肾气，伤腰，这就是脚后跟经常不着地的后果。

要知道，肾藏的是我们的精，是供我们一生发扬力气、精气神，还有调节心情、心理的物质基础。如果它总是处于一种被架空、没着没落的状态，其实就是在摧残自己。

6. 身体要达到“泰”，而不是“否”的境界

最后我来说一下“泰”。其实，泰是个卦象，有个成语叫“否极泰来”，什么叫“否”？什么叫“泰”？在卦象里是这样的，道家把连起来的叫乾卦，分开的叫坤卦，一个代表阳，一个代表阴。

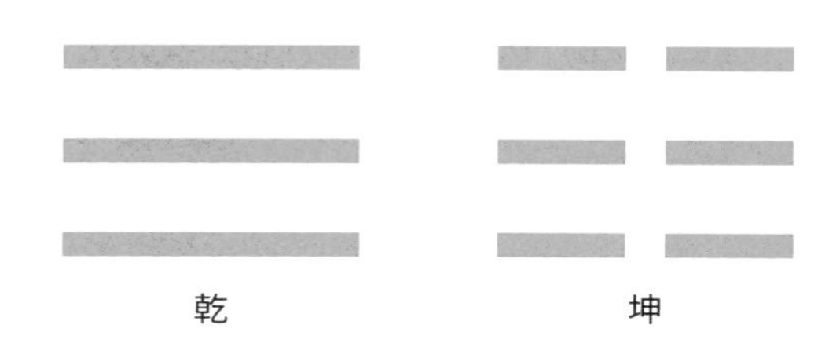
乾　　坤

为什么说“泰”好、“否”不好？大家想一下，阴性东西的趋势是什么？是重浊的，往下沉的，如果阴性在上，你把它放到上面的位置，它往下走；阳性的东西呢？家里点个炉子，哪儿最热？屋顶热，热气往上走。因此，一个往下一个往上，形成了对流。“地气上为云，天气下为雨”，因此，泰卦是个交流卦。再看否这个卦，阳气往上走，阴气往下沉，这是个离婚卦，你走你的，我走我的。

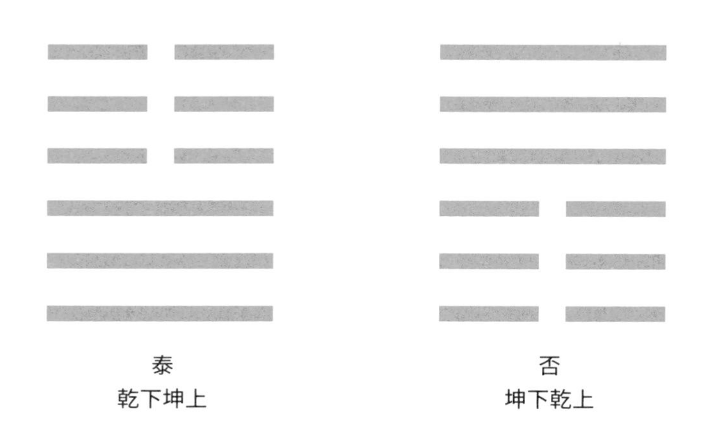
泰
乾下坤上

否
坤下乾上

人体的阴在哪儿？人体的阴就是我们的物质基础，就是精、气、神的精，它在下，在脚后跟上。精髓是什么？是我们骨子里的东西。人体最大的精髓在哪儿？大脑、脑髓是阴，大脑的精髓慢慢沿着脊髓往下渗，像天上下雨般慢慢滋润万物，它应该是凉的，应该从上面往下走。我们的手脚、小肚子应该怎样？是热的，从下面往上走。这种状态的人头脑冷静、手脚温暖、丹田温暖，这就是健康的人——泰卦。不健康的人是什么特征？头脑发热、满脸长包、手脚冰凉。我和很多人握手时其实不愿意跟不健康人握，因为他的手是“鬼手”，手脚冰凉，这种人往往都是头脑发热。头脑发热就代表火上头，这种人就不泰。

现代人活得浮躁，就是卦象没有转过来。我们到桑拿房蒸桑拿的时候有个沙漏，你进去的时候沙子在下面，这是阴在下，是否卦；把沙漏翻转，沙子跑到上面了，往下漏，这时阴往下，沙子里的空气属于阳，往上走，沙漏就活了。

婴儿在母体里时头冲哪儿？是冲下的，相当于沙漏。婴儿顺产出生，护士把他的头转过来，一拍屁股，哇的一声大哭，活了，这个“沙漏”就开始了，漏到尽其天年一百二十岁漏完，这叫“泰”。

我们一定要搞清楚阴阳的关系，别走错了，这就是我们说的最基本的——**身体要健康，要健全，要不摧残，要达到泰，而不是否的这种境界。**

7. 如果家没齐好就出来混，早晚要坏事的

道家强调做人先修身，后来儒家也在某种程度上接受了这些观点——诚意、正心、修身、齐家。也就是说，一个身体不健康的人结婚是不好的，自个儿的身不修好，没法处理夫妻的很多肉体关系、精神层面上的关系。

我治疗过很多家庭关系处理得非常恶劣的人，其实归到根上是什么？夫妻的生理有问题，导致他们的心理、精神出问题。齐家以后才治国，这是讲层次的。如果你弄反了，风起云涌，乘势而上，“朝为田舍郎，暮登天子堂”，一下把你推到很高的位置，这是好事还是坏事？从个人来看，这是好事，当了这么大的官，管那么多人；从道家的观点来看，如果没那金刚钻，却揽了瓷器活，是要倒霉的，而且要倒大霉，登得越高摔得越惨。韩国第16任总统卢武铉，够成功了吧，前呼后拥，三军仪仗队，多风光、体面，可他最后怎么样？自杀了。我们看一下他的遗书，心理素质差的人别看，看完会有同感。他为什么自杀？因为家没齐好，跟老婆的关系处得非常难。他哀叹自己的身体坏了，眼睛也看不清东西了，被病痛折磨得很难受，生不如死，最后就一死了之。他的老婆参加追悼会还说了，“我本以为你很坚强”。如果自身没修好，家也没齐就出来混，哪怕混到治国，早晚都是要坏事的。

道家认为，做什么职业没关系，调整好自己的身心健康很有必要。凡是形而下的东西，比如身体、脏腑等看得见、摸得着的东西，咱得把它们修好。

修翻译成英文是repair，别总是开车十万公里才去修，把自己“开”了这么多年，不去修一修？我个人认为，这个修翻译成repair是最好的，heal是治愈，heal+th=health，这是西方人对健康的理解——你把毛病修好了，就健康了。中国人可不是这样的，在修好的基础上我们达到健和康，最好能混到尳，那叫“开慧”，现在有智无慧的人太多了。

智和慧有什么区别？我简单告诉大家，知道一加一等于二的叫“智”，知道一加一不一定等于二的叫“慧”。而且它们两个的状态不一样，急中生智、急赤白脸时的反应很快；慧呢？静极生慧，安静到极点，天赋、本能出来了，这就是慧。开慧的人不见得非要识字，开智的人不见得有慧，就怕学偏了，一根筋。

一根筋的人，在古代用“愚”来表示，意思是心思陷到一个角落里出不来了，向隅而泣。我们说一个人钻牛角尖，一根筋，特轴，这种人就是愚。愚不可怕，什么可怕？蠢可怕。愚和蠢有什么区别？愚是待在角落里不动，想不通，不知道往哪走，也不走；蠢是乱动、瞎走。

8. 遵循自然的变化做一些事，你还算是有德之人

一般社会上的人分成四种，第一种人是又聪明又勤奋，如果这种人当领导，底下的人会被累死，因为他太聪明了，还勤奋，害得我们跟着他跑。因此，又聪明又勤奋的人适合当参谋，水平很高，可以提供多个选择方案，由领导定。

第二种人是又聪明又懒，适合当领导，很聪明，下属搞什么猫腻、耍什么花招他都知道，但懒得说，选一个大的方案，然后自己玩儿去了。在这种人的领导下做事，大家都舒坦。

第三种人是又不聪明又懒，适合做普通员工，被既聪明又勤奋的参谋督促着，干这干那，这种人是很好的员工。

第四种人是又不聪明又勤奋，就是说一个人只是愚还没事，只是想不开而已，如果除了愚还蠢，乱干，而且干的全是开着好车往沟里走的事，这种人要远离。

道家为什么说无为而治？就是知道道法自然。自然的反义词是不自然、做作，你如果能遵循自然的变化做一些事，还算是有德之人（遵循自然变化做事叫“有德”）；如果你完全一拍脑门自己胡干，那叫“伪”……

因此，古人讲任何事不要人为参与过多，要无为而治，意思是不让你干蠢事，自以为了解很多，掌握了天地变化的规律，就去一意孤行，做了半天还不如不做，害人害己。

9. 人为什么都是在病了、不行了才发觉生命的重要性

我们现在要培养贵族一代，首先自己要成为活出自己品位的人。你的价值观要改变，这个价值观一定要触及内心的灵魂，是真要发生事情面临抉择时才感觉到它的重要性。这个价值观就是贵生，道家的第一条原则叫“贵生”，意思是我认为生命是天下第一件事，没有第二。大家可能认为我们都一样啊，真碰上事就不一样了，人都是在病了、不行了才发觉生命的重要性，那时已经晚了，早干吗去了？

环绕在我们耳边的这些说教，都在有意无意地影响着我们的生活。只有当人生病了、不行了才突然意识到原来生命是“1”，后面的都是“0”，没有这个“1”，其他都是白扯。你的价值观没有扭过来，你说贵族也是白扯。

10. 你为什么看大夫

你看到的，往往是自己想看的同气相求，同声相应。内心和外界有着天然的共鸣，我们看到的往往是自己想看到的东西。同样是半杯水，生性阳光的人看到仍有水的存在；生性阴暗的人，专注于少了水。孔雀开屏的时候，绝大多数人会由衷地欣赏孔雀的美丽，也有一些病态阴暗的人，会主动寻求聚焦在孔雀背后的粪便。

很多人也意识到了自己的疾病是由价值观、生活理念和方式错误导致的，但他们看大夫的目的不是纠正自身的错误，而是要求大夫为自己的错误保驾护航。比如，他要天天做新郎，夜夜入洞房，大夫得给他配壮阳药保证他不阳痿；或者他要坚持熬夜写作、打游戏，要求大夫给他配兴奋剂；再或者某人为了保持身材，要大夫开泻药……

11. 用意识去随心

每个人都要了解自己。我们做的身心健康评估是帮助一个对医学、生理、健康陌生的人去了解自己。

认、识、知是意识层面的问题，这个人我“认得”和“识得”是不一样的。比如大家都认得“疼痛”，疼和痛有什么区别？这叫识字。到山上采药，这个药我认得，它有什么功能？背后抽象的东西叫“识”。

认是肉眼看到的，识需要抽象的思维，认识形成了知，加个“日”形成了智，这都是后天能培养出来的东西。但神农尝百草就不是这三个了，是味觉、触觉、嗅觉，因此厚朴开设的课程还有茶道课、香道课、饮食课。

我们让大家喝茶的目的不是出去说自己懂茶，而是让我们恢复起码的味觉和嗅觉。大家看看动物怎么吃东西，狗没上过养生班，它为什么吃得那么健康？你们发现没有，狗在吃东西前先去闻，闻着合适才吃。现在很多人都有过敏性鼻炎、鼻窦炎，鼻子根本就没有嗅觉，一拿起菜、肉就想到书上说含有碳水化合物、维生素……这样吃饭是活在意识层面。真正吃饭是要触动内心的，吃着东西有很幸福的感觉，吃了一块肉觉得生活太美好了，我们现在活得都不像人了。

西方营养学认为肉和肉没有质的区别，只有量的区别，比如鸡肉和猪肉的区别只是蛋白质、脂肪、瘦肉、肥肉含量不同，不承认有质的区别。而中国古人认为鸡是天上飞的，阳气特别足，火特别大，小孩不能吃，一吃可能就会嗓子疼，适合产后虚弱的人；普通人怎么吃鸡肉？鸡是热的，弄点寒凉的蘑菇，做小鸡炖蘑菇，人们吃了就没事，嗓子不会疼。现在人们怎么做鸡？麻辣鸡丁、辣子鸡翅、变态辣烤鸡翅……我治疗过一个全身皮疹、脱皮的孕妇，怀孕的时候就馋变态辣，去吃了变态辣烤鸡翅，结果吃完浑身痒、脱皮，我既得给她保胎又得给她止痒。

外边的世界是什么样，先别管，先了解自己，了解自己的身心状况，了解自己的体质，了解自己从小形成的饮食习惯决定肠道菌群的特性……

人越老越会怀念家乡的饭，为什么？因为从小形成的饮食习惯是不会变的。了解了这些东西以后，再以我为主从容地选择。

以前北京有句老话叫“力把儿吃饭，给嘛儿吃嘛儿”，“力把儿”是指那些扛大包、卖苦力的人，他们应该是地位较低的人，特点是干完活收工，人家做什么就吃什么。我发现现在很多有权、有钱的人都和“力把儿”一样，下面的人送他什么，他就吃什么——给嘛儿吃嘛儿，完全不懂自己是什么样的身体，有什么需要，到什么季节，生活在哪儿，该吃什么。

一个没有自我或不了解自我的人，不由自主地都要犯贱，不知道自己就没有取舍，因此，我希望大家对自己的身、心、意有个了解，身体的物质结构、后天受到的教育，特别是要观察到一点：后天受到的教育对先天是不是一种伤害，是不是一直活在拘束和压抑中，是不是总是在用后天的意识矫正自己内心的想法。如果是那样的，我劝你这辈子想活得痛快点，还是得用意识去随心。了解自己的身体，然后有一个了解自己身体的大夫，一个就够了。

12. 做自己喜欢做的事

很多人到了六七十岁才想去改行，其实已经晚了。我在大学毕业后被分配到北京中医药大学的附属医院东直门医院工作，留下的条件是搞行政。但我发现自己的心理素质和发自内心的爱好，不适合做这个工作。后来由医院的院办调到中医药大学的校办给校长做秘书，当时校长主动问我，我说：“我要是在学校混到头也就是您这样，已经很成功了吧？可我一点儿都不羡慕您，任何人写匿名信都能告您。”这样活着有意思吗？我说：“我不干了，我要去搞专业。”到1997年出国讲学，回国后就辞职单干了。

苦了四五年，我回国之后给外国人讲课、看病，因为中国人接受不了我看病的价格——诊费定四百元，我不开药，你承认我的价值你就接受，结果外国人能接受，中国人不接受。中国人花十元挂号，四百元开药，他高兴（不管这药能不能治病）；花四百元挂号，药费十元，他觉得亏了。我不想适应别人，就按自己的方法做。

到了 2004 年、2005 年患者和学生越来越多，到现在一直是良性的发展过程。我保持自己的尊严，开的药和治疗效果对得起患者付的诊费，但我不挣药费，在哪儿抓药都行。

我说的这些例子，是让大家遵从自己的内心，做自己喜欢做的事。

第六章

失去了尊重和信任，医患关系只能日趋紧张

治人、治家、治国背后的道理是一样的，都是在调理一种关系。范仲淹说：『不为良相，便为良医。』就是这个道理。当时我深入且痛苦地考虑过医患关系，得出的结论如同废话：建立在彼此尊重和信任的基础上的良好的医患关系，能最大程度地发挥患者的自愈功能和大夫治病救人的热忱与潜力。

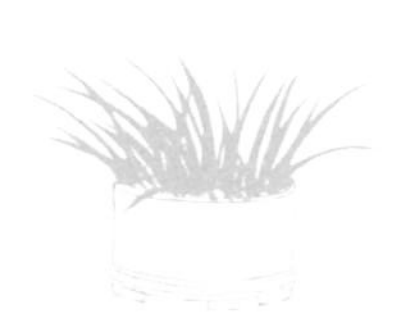

1. 治人、治家、治国背后的道理是一样的，都是在调理一种关系

1990 年我大学毕业，被分配到北京中医大学附属的东直门医院门诊办工作，主要工作就是调解、处理门诊发生的医患纠纷。一个刚刚离开校门的小年轻，突然接触到真实的社会，陷入矛盾、纠纷的旋涡之中，被恶劣的情绪、恶毒的言辞包围，有时气得都吃不下饭。好在有领导和老师“传帮带”，经历的事情多了，时间长了慢慢就逐渐学会了理性、冷静地控制情绪，学会了不听一面之词，站在对方的立场想问题。

后来我又被调到东直门医院院办工作，参与处理、调解更大的医患纠纷，甚至是医疗差错和医疗事故。

在东直门医院五年，我对社会、人性、人情世故有了更深的理解和更高层面的认识，对以后回归临床，特别是研究身心疾病的帮助很大。**治人、治家、治国背后的道理是一样的，都是在调理一种关系。范仲淹说：“不为良相，便为良医。”就是这个道理。**当时我深入且痛苦地考虑过医患关系，得出的结论如同废话：**建立在彼此尊重和信任的基础上的良好的医患关系，能最大程度地发挥患者的自愈功能和大夫治病救人的热忱与潜力。**

想法很好，是否有可操作性，问题在于如何建立或改善、维持这种关系。如果互相信任、尊重是无条件的，医患同心，毫无猜忌和内耗的干扰，道家的无为而治就能发挥得淋漓尽致；如果信任是有条件的，那就得来点儒家伦理道德的约束，防君子不防小人，勉强也可行；如果完全失去信任和尊重，只能用人性恶为前提，走法家酷吏的路子，通过立法规范约束医患关系。

换言之，失去了尊重和信任，医患关系只能日趋紧张，付出的时间成本、经济成本和生命的代价会越来越大。

2.“上古天真”沦丧才讲仁义道德

这么多年过去了，国内的医患关系如何？不用我说，大家都看到了。

哈尔滨天价医院的报道震惊了国人，医院为刀俎，患者为鱼肉，宰割的几百万元让人感觉医院就是在吸血。

有个婴儿发热就医，大夫开列的检查项目居然有梅毒。大家都觉得是笑话，但万一漏掉了母婴垂直传播感染的梅毒呢？大夫就会吃官司，丢掉行医资格。不怕一万，就怕万一，况且这一万又不用自己掏钱，大夫只能开化验单。

以此类推，碰上头痛的患者，不查CT、核磁的大夫就有风险；碰上胃痛的患者，不查心电图和胃镜的大夫就是冒险。中药品种的质量下降导致按常规用量就无效，但是如果大夫的处方剂量超过药典规定，大夫就得冒着赔钱、失业的风险。

以前我碰到的不过是患者酒后无德，打骂值班大夫的事件；现在不用喝酒，患者清醒的时候就动手了，而且由伤人变成杀人，由杀大夫改成杀院领导了。**社会发展证明，“上古天真”沦丧才讲仁义道德。**想起了王东岳老师的那句话：“‘向往’是往回走！”

3. 中医得以生存的前提就是治病救人有疗效

1992 年，赵宝刚导演了电视剧《皇城根儿》，推出了两位名角儿——王志文和许晴。我印象最深的是剧中葛优的父亲葛存壮老先生扮演的那位叫“金一趟”的老中医，金老爷子医术高明，患者来一趟就药到病除，“扁鹊在世”“华佗重生”都不如这个称号响亮入耳。

小说戏剧中的人物基本都有生活原型，不是凭空臆造。之前在我这里就诊的有位八十多岁的老太太，给我讲过她在 1953 年找施今墨先生看病的经历，当时她因为小产后崩漏不止，经常昏厥，因此前去就医。施今墨的诊费很贵，一块大洋，每天只挂三十个号。当时接诊号脉的是施今墨的儿子，老太太回忆说他的腿脚有些不利落，开方子的是儿媳，施今墨先生在一旁坐镇审方。诊察完毕，开了十服药。患者问:“什么时候复诊？”施今墨先生说:“吃完就好了，不必复诊。”患者将信将疑地拿着方子走了。因为药物挺贵的，患者只能抓一服吃一服，吃完第四服就完全好了。由此看来，施今墨的名医称号实至名归。

1987 年我上大学三年级的时候，正处在迷惘彷徨期，学纯中医还是学西医，还是中西医结合，实在令人苦恼。这时突然听说学校门诊部国医堂有个年轻的老师治疗小儿发热，只开三服药，一般都是喝半服药退热，顶多喝两服。一打听是伤寒教研室的裴永清，他是刘渡舟的大徒弟，当时他还是讲师。

我们 84 级的同学们（包括 85 级和 86 级的同学）对中医的信心一下提了起来，大家都在课间去国医堂围观老师看病。我还上下“活动”，打通各种关节，以中医系学生会的名义，请裴老师出山，利用晚上的时间在主楼二教连续做了几场《伤寒论》的讲座。当时教室里坐满了同学，台阶上、窗户上都是人。从那以后我和班长贾力就开始利用星期天骑车到大柳树北站的某个门诊部跟着裴老师抄方，直到大学毕业。

中医得以生存的前提就是治病救人有疗效，抛开这个前提扯什么国粹、文化、养生、治未病都是扯淡。遗憾的是现在能看病的中医不多了，能来一趟就搞定的名医更少了。名医是靠疗效、口碑造就的，不是像我这种靠广播、电视而浪得虚名。

说来惭愧，找我看病一次搞定的比率统计了一下不到十分之一，患者平均复诊的次数在五到十次。预约挂号的人都抱怨我看病慢，问题也就在这，我得优先保证老患者复诊，看好一个人才能接诊下一个新患者。要是我能像施今墨、裴永清先生那样来一趟就搞定，那我天天都可以接诊二三十个新患者，候诊的时间大可缩短。

很多年前，御源堂告诉我预约的患者接近一千八百人，按照每人复诊五次，接近九千人次，不算以前的老患者复诊，这已经是我三年的工作量。后来经过慎重考虑，我决定不再接受电话预约，对已经预约登记的患者，我保证实践承诺，尽心、尽力、尽快诊疗。治不了的病，我会明白告知，退还挂号费；感觉能治的病，我也绝不拍胸脯打包票，会向患者介绍我的诊断、治疗方法和步骤，交代有可能出现的问题、转机和预后。

工作是生活的一部分，门诊接诊也只是我工作的一部分。培养学生、徒弟逐渐成为我工作的重点。

4. 人生如戏，戏如人生

写小说、编故事、拍电视连续剧说的都是家长里短、人情世故，若论有故事、有悬念、有剧情、有知识、有卖点、有矛盾、有冲突、有妥协、有破裂，莫过于发生在医院的是是非非。

面临生老病死、生离死别，最能体现人性。当年我在协和医院的急诊室实习，深深体会到了什么是黄泉路上无老少，感慨爹妈养我们这么大无灾无病实属不易。毕业以后我留在东直门医院门诊办公室，整天处理发生在门诊的医患矛盾和纠纷，后来调到院办、轮值行政总值班，处理的医疗差错事故、调解的纠纷更上一个层次。当时我年轻没阅历，经常被气得吃不下饭，有时代人受过、替人担责，更是郁闷之至，偶有奇想就是将来写部小说或拍部电视说说这些破事。

后来忙于生计，哪有闲情逸致写小说，不过心中有个情结——喜欢看有关医院的电视。1998年我刚回国，当时有部描写军医大生活的电视剧叫《红十字方队》，我看了不下十遍，这部电视剧算是弘扬主旋律的，但一点也不做作、刻板。内容和故事也很符合人性，有带着奶奶上学的，有和地方小流氓打架的，有上学抑郁症发作的，等等。电视剧的主题曲《相逢是首歌》也很好听，迄今我也能哼哼几句。

当时扮演大学生的小姑娘颜丙燕和刘威葳都成了影视明星。这部电视剧应该是在第三军医大学拍的，当年我的梦想就是当军医，1984年第三军医大学也在山西招生，可惜我因为眼睛近视没资格报名，我们班有两个同学考上了。1986年暑假我参加《中国青年报》的夏令营，从武汉坐船到重庆，我还去过第三军医大学，路上坐公共汽车，分别被三个小偷掏摸了三次。

后来看到美剧《急诊室的故事》，想起自己在协和急诊室的日子，顿时迷上，迷的是在专业基础上的人性。我感觉编写和拍摄医院的电视剧，一定要专业，最好是有医院工作经验的人写剧本，至少也应该有顾问监督，否则看了让人牙碜！现代人得了病基本上都先上“百度”去搜索，结果如何大家自然明白。如果写电视剧也凭借互联网搜索就想显得专业，那可就大错特错了。别说专业人士，可能连普通百姓都哄不了。后来国内也跟风拍了一部同名的电视剧，一看就是假的！

另外一部让我看不下去的电视剧是日本的《白色巨塔》，实在让我太揪心了，看到财前大夫即将被评上教授，我就不看了，我预感即便当上了教授，等待他的也不会是好的结局（后来我被告知剧中情节是财前得了癌症）。这部电视剧很专业，是心外科领域，做的都是和英美一样水平的手术，牛到了可以同时让两个心脏在一个人的胸腔里跳。但描述的事情却不外乎医患关系、师生关系、同事关系，外加家庭、父女、母子、夫妻、情人关系等，没有褒贬，讲的是情理，引起的是深深的共鸣。对照我在医院工作的经历和见闻，只想说一句：“天下乌鸦一般黑。”

描写中医的电视剧也有很多，《大宅门》偏于中药、商业和政治，导演郭宝昌比较强。我比较喜欢的是《神医喜来乐》，李保田演得不错，剧情编得也不错——站在民间草医的角度上，挤对一些庸医和太医，事出有因，有史有据，再加上师徒、妻妾的纠葛，奇病、怪病的验案，嘻哈之间灌输一种豁达、机智的生活理念和态度，让人念念不忘。主题曲也写得好：“不求名来名自扬！”

最让我心服口服的是根据叶广芩写的小说《黄连·厚朴》改编的电影，朱旭老爷子演的老中医，号完脉直接告诉中年男子准备后事，遭到质疑后明确告知其活不过某日，最后患者交钱，老中医坚拒不收，说不收死人的钱。以前我当笑话看，后来看深深钦佩作者的功力，当然也佩服朱老爷子能演出老中医的范儿。

人生如戏，戏如人生。医院算是个人生集中展示、最后亮相的舞台，按张至顺老道长的话来说：“修行人住院，还死在医院里，算什么修行？”

5. 有戏、没戏，就是有神、没神

“有戏”“没戏”是北京人经常说的口头语，现在的意思是预测事情有希望成功或没指望。其实，这两个词最初是京剧梨园演艺圈的行话，是师父对学唱京戏表演的学生的评价，嗓子好，有悟性，有灵气，一点就通，一学就会，上台有台缘，观众认可，称之为有戏；反之，任你勤学苦练，倾家荡产，夜以继日也不行，到头来学不成什么，师父只能说一句“祖师爷没赏你这碗饭吃”，卷铺盖走人，就是没戏。

每次看电视、电影，我总是留意里面的演员、人物，感受那些有戏的演员们身上偶尔闪现的灵光。十多年前，有一部电影叫《双旗镇刀客》，是何平导演导的。姑且不说整部电影的构思、情节，只说人物，电影中的人物个个鲜活，但我只记住了一个人，此人出场总共不过十分钟，只说了三句话，但那个做派，特别是眼神，长久地留在我的印象中，此人就是最后和小辫子决斗的土匪头子，连名字也没有，只被唤作老大。后来，这个有戏的演员在《激情燃烧的岁月》里终于大火起来，此人就是孙海英。

片中还有一个有戏的演员——解放军骑兵排长，后来断腿了，这是个真汉子，有神采，后来想起来此人演过武松。

还有一部电视剧叫《四世同堂》，都是人艺的班底，阵容强大，其中最有戏的是祁家老二，后来我才知道，此人工人出身，做了导演后大火，名字叫赵宝刚。赵宝刚导演捧红了许多新星，比如，王志文在《皇城根儿》里演了一个小配角，但那副灵气直压主角许晴等人，后来越来越红。

电视剧《三国演义》的主角本来是刘备，但演曹操的鲍国安却一炮而红。后来鲍国安主演了电影《鸦片战争》，表现平平，但出场不多的道光皇帝倒给我留下了印象，后来才知道此人是人艺元老苏民，他是濮存昕的父亲。

后来演皇帝最好的就是《雍正王朝》的康熙扮演者焦晃，把优秀老男人的风采挥洒得淋漓尽致，这部片子我看了不下十遍，如沐春风、如饮醇醪。最后直到看见雍正微服私访，在市场摆着两个汽油桶烤红薯，倒了胃口作罢。他还演了汉景帝，据说也是入戏很深，几乎疯癫魔障。这也为演员为什么有戏做了注解，忘我！通神！

《雍正王朝》给了许多优秀演员出彩的机会，年羹尧、十三爷、八爷都是有戏的，后来各自饰演了新角色，个个不错。其中歪瓜烂枣似的李卫，也是浑身有戏，后来我知道此人是京剧丑角出身，演《激情燃烧的岁月 2》

也很不错，只是不知道为什么《雍正王朝》原班人马出演的《李卫当官》没让他继续演。

且慢说我是事后诸葛亮，不妨为新星做个预测，电视剧《贫嘴张大民》里饰演张大民的徒弟，也就是张大民弟弟的女朋友的演员，有戏！电视剧《林海雪原》里饰演大傻的东北人，有戏！《走过幸福》里的周韵，有戏！还有中央电视台预报天气的慕林杉，有戏！

我认为戏剧是人类精神生活必不可少的部分，戏剧是上古巫觋祭祀的遗存残留，无论是面具、脸谱，还是舞蹈、吟唱，都是巫风。碰上有灵性、通神、忘我投入的演员，整个场子的气氛都会被带动，开始是情绪的感染，随之欣喜、悲泣，体会爱恨情仇，后来就是忘我的精神上的愉悦，也就是通神，彻底的放松。

为什么看戏、听戏会上瘾？这是精神上的享受，与世俗伦理算计不同。人生如戏，戏如人生。总而言之，有戏、没戏，就是有神、没神。

俗话说，隔行不隔理，佛家讲的磨砖成镜，儒家讲的朽木不可雕，道家、中医讲的“非其人勿教”，道理都是一样的。

第七章

中医非药物疗法

最高明的中医疗法是祝由，其次是按跷

现在中医没落到好像只有吃药一种方式，原因之一是开方收诊费加卖药，可以提高经济利润。非药物疗法占地、耗时、费力，类似蓝领，不被尊重和承认价值。

1. 现在中医没落到好像只有吃药一种方式

《黄帝内经》在《素问·异法方宜论》中介绍了六种中医疗法和适应症候，分别是砭石、针刺、开中药、艾灸、导引和按跷（这也是厚朴培养学生必须掌握的“六艺”）。现在中医没落到好像只有吃药一种方式，原因之一是开方收诊费加卖药，可以提高经济利润。非药物疗法占地、耗时、费力，类似蓝领，不被尊重和承认价值。

最高明的中医疗法是祝由，其次就是按跷（按摩、推拿）。可惜在机器贵、人工贱的时代，做中医手法治疗的人收入低，远不如开药拿提成、回扣挣得多，因此，按跷疗法渐渐式微或流俗。我开诊所的梦想之一就是把按跷高手请来，调形、调气、调神，建立非药物疗法中心。

《异法方宜论》讲的是黄帝在向他的老师岐伯讨教学问时，老师告诉他居住在不同地域的人的饮食特点、居住的特点、容易得什么样的病、应该用什么方法来治疗。东方的人适合砭石，南方的人适合微针，西方的人适合喝中药，北方的人适合艾灸，那我们中原人应该用什么方法呢？中原人的特点是“食杂而不劳”，吃的东西很丰富，但是四体不勤，不大运动，容易得湿痹、痿厥，就是现在所说的肌肉紧张、疼痛、关节炎、痛风等。这种人怎么治？《黄帝内经》里说治疗这些人的疾病有两种方法，一个是导引，另一个是按跷。

我们把这些归结成中医的“六艺”，我们厚朴培养的学生都必须掌握这六项技能——砭石（包括刮痧、拔罐）、针刺、艾灸、开中药、导引、按跷。站桩是导引的基础，有一类患者——遗精和手淫过度的患者病在收尾时就得用这个方法治疗。

《红楼梦》里有个人物叫贾瑞，他是怎么死的？“王熙凤毒设相思局，贾天祥正照风月鉴”，一个道士想救贾瑞，给他风月宝鉴，A 面是骷髅头，B 面是和王熙凤云雨，但贾瑞不看 A 面看 B 面，最后遗精死了……现在这种孩子太多了。

2. 开中药只是中医治病的方法之一

厚朴中医学堂设计的学习方案是非常有特点的，从“学”的方面来讲，可以概括为认、识、知、觉、感、悟；从“习”的方面来讲，我们恢复了古代的诊疗和康复方法。

现在大家一说中医就是去开点药吃，其实太狭隘了，中医有很多治疗疾病的手段，而且是因人、因地、因时制宜，开中药只是它的方法之一，不是唯一。但现在大夫有生存的压力，因为开药能挣钱，而且大夫的价值不被承认，只好去开药。

厚朴中医是想恢复以前中医行之有效的方法，甚至在有些情况下赔钱也要这么做，为什么呢？大家想一想，雇一个开药的大夫，一间屋子就够了，但如果同时配有扎针、刮痧、艾灸，还得需要一间屋子，按照目前租房的成本来说不划算。

我目前看病每个人都得扎针、点穴，还不包括之前情绪和心理的疏导，从接诊到结束需要耗时半小时至四十五分钟，在其他地方一核算成本就不值。这种做法严重阻碍了中医的发展，为什么我要这么做呢？因为我们的诊所是为学堂服务的，为我培养的学生提供见习、实习、工作的机会，因此现在我是一板一眼地按古代的方法做。

3. 没有正确使用中药，这是人祸，不能归咎于中药本身

天生万物，各具其性。人得天地之全气，为万物之灵。如果用人的标准衡量，那草木鱼虫生灵得天地之偏气，为人所用，以纠人体的偏差。

毒的本意是偏，特指药物的本性、特性、偏性，与药是同义词。比如《礼记·缁衣》中说："唯君子能好其正，小人毒其正。"毒指偏离正道。

《周礼·天官·冢宰》中说："医师掌医之政令，聚毒药以供医事。"就是说大夫必须掌握有偏性的药物。

《淮南子·主术训》中说："天下之物，莫凶于鸡毒，然良医索而藏之，有所用也。"鸡毒就是乌头、附子，是中药中有毒的药物，常人服用会出现抽搐、昏迷的症状，但可以用来抢救心衰的患者，治疗阴寒内盛、关节疼痛的患者。

《淮南子·修务训》中说："于是神农乃始教民播种五谷，相土地宜，燥湿肥硗高下，尝百草之滋味、水泉之甘苦，令民知所避就。当此之时，一日而遇七十毒，由是医方兴焉。"这里的"毒"指植物的偏性。

无毒者性味平和，可作为食物，长期食用；有小毒者，可以作为药物，短期使用，不能久服；有大毒者，用于急重、危难病情的抢救，用大毒纠大偏，临时使用，中病即止。

《神农本草经》把中药分为三类：上品无毒，用于养生保健；中品小毒，用于调理康复；下品中毒或大毒，用于攻邪排毒。

"是药就有三分毒，行车走马三分险"，这是普通老百姓都知道的常识。毒是药物的本性，速度快也是车马的本性，并无利害、好坏之分，关键在于人的掌握和使用，使用得当则有利，使用不当则有害。不知道车马的危险，就去开车、骑马，迟早会死于无知；明知车马凶险，但不学习开车、

骑马就敢开车、骑马的人，迟早会死于无畏；会开车、骑马的人，如果不守交通规则，漫不经心，迟早会死于无德；出了问题如果不反思自己，反而去怪怨车、马和发明制造的人，那就是无耻。

4. 有毒的东西未必有害，无毒的东西未必就无害

很多人认为有毒就是有害，其实不然，**有毒的东西未必有害，甚至有利于人；无毒的东西未必就无害，关键在于人的使用。**糖是无毒的，但人吃多了会导致蛀牙；酒是无毒的，但人喝多了会得肝硬化；辣椒是无毒的，但人吃多了会损伤黏膜，导致溃疡、出血；河豚有毒，但人们掌握了制作、烹饪的技巧和方法，就能把河豚做成天下第一的美味；蛇毒会置人于死地，但也可以做成药物治病救人。中国人的智慧就在于，精确认识、把握药物的毒性，避其害，用其利。

中医提倡行王道，不用霸道，就是尽量用平和、柔缓、无毒的药物去治疗疾病。《黄帝内经·素问·五常政大论》中说："大毒治病，十去其六；常毒治病，十去其七；小毒治病，十去其八；无毒治病，十去其九。谷肉果菜，食养尽之，无使过之，伤其正也。"如果人体已经阴阳失衡，出现偏差，就可以放胆运用药物的偏性（毒性）去纠正人体的偏差，这就是所谓的以毒攻毒。

被蛇咬伤中毒的患者，中医用蜈蚣研末吞服来治疗；被疯狗咬伤的患者，中医取狗脑涂抹伤口治疗。《周礼·天官·疡医》记载："凡疗疡，以五毒攻之。"汉郑玄注曰："今医方有五毒之药，作之合黄堥(máo)，置石胆、丹砂、雄黄、礜石、慈石其中烧之三日三夜，其烟上著，以鸡羽扫取之，以注创，恶肉破骨则尽出。"

砒霜是公认的剧毒的药物，但可以用来治疗急性白血病。与化疗相比，砒霜的效果在试验中占优势。利用这种新的疗法，还可能使大多数患者无须进行骨髓移植。中医在数千年前就使用砒霜治疗类似白血病的疾病，现代人在发现砒霜的中药活性成分后，于20世纪80年代第一次尝试使用砒霜来治疗白血病，砒霜能导致癌细胞的变化从而诱导细胞凋亡的发生。

此外，中医还在消除、制约药物的毒性和副作用方面积累了丰富的经验，创造了神奇的中药炮制理论。其实说来也简单，平时人们吃蒜，会产生烧心、目涩、口臭的副作用，如果把蒜用醋腌制，不仅不影响蒜温胃散寒、止泻的正作用，同时也避免了蒜的副作用。其他的例子不胜枚举，比如用生姜制约半夏的毒性，用盐卤制约附子的毒性，用醋炒或鳖血拌柴胡，可以避免柴胡的升散、动血。

《红楼梦》第八十三回中王太医为林黛玉治疗吐衄（nǜ）血（鼻出血），处方中用了柴胡。贾琏拿来看时，问道："血势上冲，柴胡使得么？"王大夫笑道："二爷但知柴胡是升提之品，为吐衄所忌。岂知用鳖血拌炒，非柴胡不足宣少阳之胆经之气。以鳖血制之，使其不致升提，且能培养肝阴，制遏邪火。所以《内经》说：'通因通用，塞因塞用。'柴胡用鳖血拌炒，正是'假周勃以安刘'的法子。"贾琏点头道："原来是这么着，这就是了。"

中医治疗急性重病，一般使用单味药物，充分发挥其偏性，迅速纠正人体的偏性；而治疗慢性杂病时，中医一般使用复方药物调理。

中药方剂配伍讲究君臣佐使，其实就是互相制约，消除毒性，避免产生副作用。比如，在桂枝汤和四物汤中用白芍制约桂枝或当归的辛散。外国人不知道其中的奥妙，只顾提取有效成分，结果制造了纯粹的当归丸来治疗妇科疾病，导致很多患者服用以后口鼻出血，月经淋漓不断，大把脱发。还有的人不理解中医中病即止的用药观念，用麻黄汤发汗，为患者减肥，导致患者虚脱、身体功能衰竭……凡此种种，都是人祸，不能归咎于中药本身。

5. 药性加人性等于药效

我在厚朴开的课中,《精气神》《藏象》《经络腧穴》和《诊断》主要是讲人性,而《中药学》讲的是药性,恒定不变的四气五味、升降浮沉、归经补泻。**医者只有了解了药性和人性,才能用药的偏性纠正人的偏性,药性加人性等于药效。**

任何客观指标都需要主观判断,否定大夫的主观感觉,那让机器人看病得了。

家里厨房的下水道堵了,满池子都是污泥浊水,正常人怎么治?找个管道工把堵塞捅开就完了。有人请大夫拿试管取点样本,一化验,哎哟,这个东西高了,那个东西多了,怎么办?赶紧中和,酸高了用碱,碱高了用酸,都加到池子里,最后那一池子还是污泥浊水,一查指标却正常了。

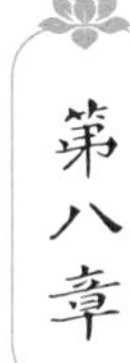

第八章

中医非药物疗法之一：针刺

针刺以通经、开闭、泻热为特长，善于治疗实热证。欧美国家的患者体质好、气足，以不通顺的疾病居多，针刺治疗时间短、见效快，因此，针刺疗法在欧美国家得到了迅速发展。

1. 针刺治疗时间短、见效快

针刺疗法相传是伏羲发明的,《史记·三皇本纪》记载:“太皞庖牺氏,风姓。代燧人氏,继天而王。”伏羲继承了经络、腧穴、艾灸的理论和方法,并有发展,就是所谓伏羲制九针,《黄帝内经·灵枢·九针论》中详细介绍了九种不同针具的形状、长短、功用。针具也经历了骨针、石针、金属针等不同的阶段,比较特殊的针具同砭石、刀具几乎没有区别,除了导气、引气以外,还能放血、破痈、排脓。

针刺以通经、开闭、泻热为特长,善于治疗实热证。欧美国家的患者体质好、气足,以不通顺的疾病居多,针刺治疗时间短、见效快,因此,针刺疗法在欧美国家得到了迅速发展。

针刺与艾灸的方法虽然不同,但都是基于中医的精气神理论,通过刺激经络、腧穴,达到调和阴阳的目的。不同之处在于,**针刺以开导、疏通、凉泻为特长,主要治疗实热证;而艾灸以收摄、封固、温补为特长,主要治疗虚寒证。**孟子曾经说过:“七年之病,求三年之艾。”灸有久的含义,就是治疗时间长、疗程长的意思。

2. 扎针能控制人的神,控制人的大脑,从而控制人的四肢

中医有一个特点就是按经络辨证,比如,人网球打多了容易得网球肘,这个痛的地方一般都不能碰,更不可能扎针。而大夫一看这个痛点在尺泽穴,是手太阴肺经循行所过,于是就在这条经络的远端,如少商穴、鱼际

穴、太渊穴，或者往上走在中府穴、云门穴取穴扎针。虽然扎的穴位不一样，但根据经络理论，整条经络的气是连着的，同样有效。这种方法就叫“远端取穴”，就是不往人痛的地方扎，而是在痛点所在的经络上扎。

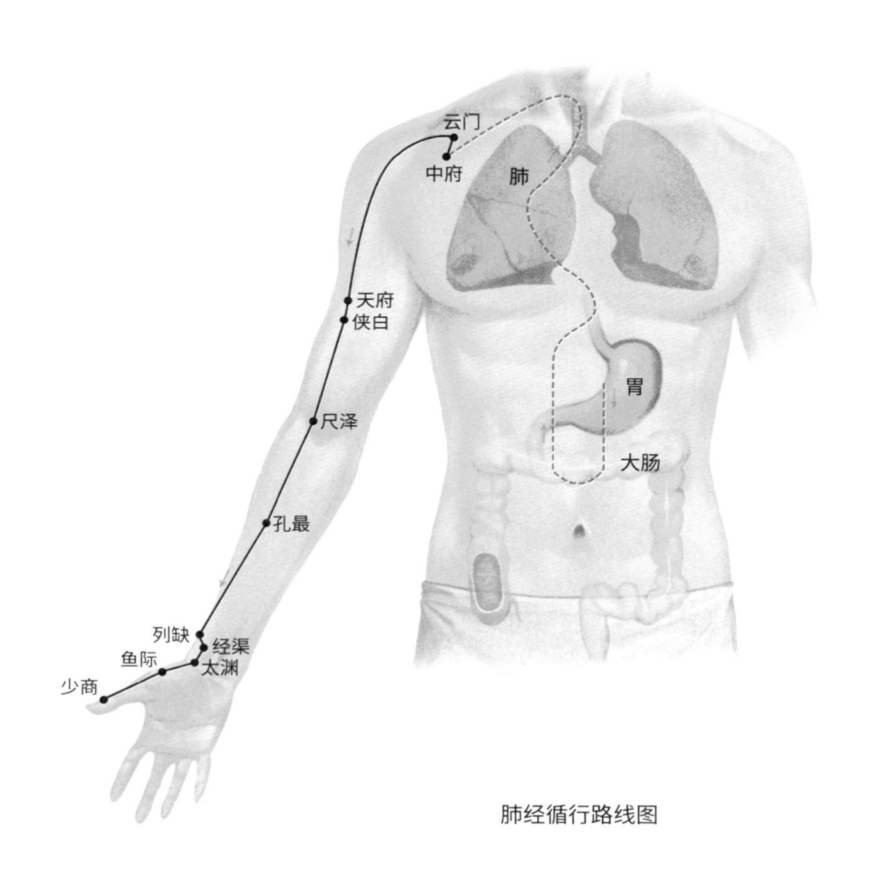

肺经循行路线图

中医还有个方法叫“左病刺右，右病刺左”，也叫“谬刺”。什么意思？如果你左边的膝盖痛，但又不让我碰，我就在右膝盖附近你让碰的地方，比如上面的梁丘穴、血海穴，或下面的足三里穴、阴陵泉穴扎针。

同时，我还可以远端取穴，取对侧右胳膊肘上跟左膝对应的那些位置扎针。比如左边的膝眼痛，在足阳明胃经上，那对应的经脉就在右胳膊上，取手阳明大肠经上的曲池穴扎一针，一般都有效果。

为什么有效果呢？**因为扎针能控制人的神，控制人的大脑，从而控制人的四肢。**你想，我们走路迈左腿，出右手，其实这就是受神的控制。

虽然看起来扎的是不同的部位，但影响的是同一个神，你对疼痛的感觉也是你的主观感觉嘛。

我以前碰到有些人出现幻肢痛，他的左胳膊没了，然后跟我说："大夫，我左手大拇指痛。"这怎么办呀？就在他右脚的大拇指上扎针。因为左手大拇指是手太阴肺经循行之处，与右脚足太阴脾经相对应。

因此，**中医不仅能解释为什么会有幻肢痛，而且还能治疗幻肢痛，把人那种无形的主观感觉落实到有形的实体上。**

第九章

中医非药物疗法之二：艾灸

现在，人们都把艾灸当成了中医入门最简便的途径，直接拿着艾灸棒就烤，不对！手上没有气，被艾的人不凝神，施艾的人不凝神，火头下来的感觉完全不一样。不要把艾灸当成小事。

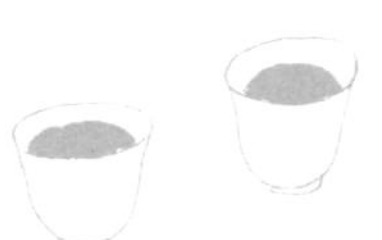

1. 艾绒易于引起人体的共振

艾灸的发现和应用的历史要比针刺长，可以追溯到燧人氏钻木取火的时代，那时人们使用艾绒作为媒介引火，因为艾绒本身具有易燃、持久的特点，灰中有火、死灰复燃就是形容艾绒的这个特点。加之艾草本身就是很好的中药，端午节屋外悬挂鲜艾草，利用其芳香温热的性味来辟邪解毒；生艾叶煎煮内服，可以温暖下焦，治疗妇人经痛带下、宫寒不孕；焦艾叶或艾叶炭可以止血……

艾灸就是使用燃烧的艾绒，灸相应的穴位。百草之中选择艾草的原因在于，艾绒燃烧时温和持久，更重要的原因是艾绒燃烧辐射出的热能，其频率、波幅与冬日的阳光最接近，易于引起人体的共振，因而渗透性、穿透力特别强。比起红外频谱仪、神灯、炭火、木火的烤炙，艾灸是最舒服、最有效的。

《本草纲目》记载："艾叶取太阳真火，可以回垂绝元阳。服之则走三阴，而逐一切寒湿，转肃杀之气为融和。灸之则透诸经，而治百种病邪，起沉疴之人为康泰，其功亦大矣。老人丹田气弱，脐腹畏冷者，以熟艾入布袋兜其脐腹，妙不可言。寒湿脚气人亦宜以此夹入袜内。"

2. 艾灸有如阳光普照，驱除阴霾

古人把艾草命名为艾，很有意思，艾就是爱。艾灸时温暖、舒适、通畅的感觉，的确和母爱的感觉一样。艾灸的方法有很多种，目前常用的就是用点燃的艾条灸穴位，可以火头冲下，也可以火头冲上，下面与皮肤接触的地方放上姜片，或者把它挂在插入体内的针柄上。

隔姜灸要避免深度烫伤，这种情况出现在艾绒燃烧到最后，火团直接接触姜片，将姜汁变成水蒸气透出灼伤皮肤。因为有汽化热释放，蒸汽烫伤更为严重。安全的方法是把两片姜摞在一起，中间有缝隙泄气。

古人一般把艾绒捏成很小的小窝头，直接放在穴位上点燃，称为一壮，一般的治疗都需要几十壮甚至数百壮。神阙穴隔盐灸，《类经图翼》记载："若灸至三五百壮，不惟愈疾，亦且延年。"还有用艾绒搓成绳，点燃以后快速烧灼相关穴位，类似灯火灸，有的留瘢痕，有的不留。

艾灸以温补阳气，因此比起针刺更易得气。大夫用艾条灸穴位的时候，只要凝神静气就很容易感到火头下的动气，其实就是自己的动脉搏动与患者脉动的感应。有的腧穴会有类似相同的两个同性磁极相互没接触但有抵触的感觉，而且这种感觉会因距离的改变而变化；有的腧穴则有类似两个异性磁极相互吸引的感觉，不由得沉降。

患者除了有类似的得气感觉以外，还会有强烈的循经传感现象，根本不知道经络的患者，会在艾灸时准确地描绘出热感、气感、酸麻胀感流传的方向和路径，与中医的经络走向完全一致。因此，艾灸与中医经络、腧穴的形成有着相辅相成的关系。

艾灸有如阳光普照，驱除阴霾。人体体表或体内生长出的肿瘤、赘疣都是阴寒凝结而成，艾灸一到，立即枯朽瓦解。

说到艾灸就不能不提到抱朴子葛洪先生的夫人——鲍姑，她和葛洪一起在广东罗浮山炼丹行医，《鲍姑祠记》记述："鲍姑用越岗天然之艾，以灸人身赘疣，一灼即消除无有，历年久而所惠多。"在广州越秀山麓三元宫里，还设有鲍姑殿和她的塑像，并留有楹联两副："妙手回春虬隐山房传医术，就地取材红艾古井出奇方""仙迹在罗浮遗履燕翱传史话，医名播南海越岗井艾永留芳"。

反观国内患者的体质以虚寒居多，心理、情绪问题因缺乏关爱居多，因爱生恨，阴寒恶毒积聚的也不少，这些人太需要爱了，也就是太需要艾灸治疗了。我和我的同道们下半辈子做的事，恐怕就是“让世界充满艾了”。

3. 艾灸和烤肉有什么区别

我们推广的第一个非药物疗法就是艾灸。我探索了很多年艾灸，知道它是个很好的治病救人的方法，但一直以来都没有解决我的一个疑问：艾灸和烤肉有什么区别？我是开方、针刺、点穴出身的，不懂艾灸，我也把自己艾灸出大水泡还留了疤。直到我们找到一位很好的艾灸老师，发现艾灸的能量和人的气是有交流的，前提是要练过功夫，手上要有气的感觉，手脚冰凉的人给人做艾灸是不可能的。

当你用艾条在身体上探查的时候，会突然发现身体的某个穴位会吸艾条，说明这个穴位就应该灸，你也甭管它叫啥；等灸了一会儿以后，发现它不吸了，往外顶你，这时就得挪开找下一个部位。这个我们称为“无为灸”，是继承了道家的方法的。因此，我建议大家艾灸时别加上自己的人为意识去灸固定的穴位。

艾灸和烤肉有什么区别？艾灸就是正能量吗？有没有可能变成负能量呢？

我告诉你，所有艾灸都可能带来伤害。迄今为止，我一直在探讨艾灸与烤肉最大的区别，扎针取穴是固定的吗？艾灸取穴是固定的吗？凭什么所有人都要灸足三里穴、关元穴？你身上是不是有些穴位需要被艾灸，有些地方不需要被艾灸？而且需不需要艾灸也在因人、因时、因地而变。可能这一小时之前我灸的地方和下一小时不一样，这就是烤肉与艾灸的区别。

我个人认为，艾灸不是每个人拿着艾灸棒或艾灸盒绑在腿上、落在肚子上，不是一边看手机一边烤，上述这种做法叫烤肉。

正确的艾灸绝对要体会到手下那股气——患者的气和你的气交流的感觉，如果没有这种交流，就是烤肉。

现在，人们都把艾灸当成了中医入门最简便的途径，直接拿着艾灸棒就烤，不对！手上没有气，被艾的人不凝神，施艾的人不凝神，火头下来的感觉完全不一样。不要把艾灸当成小事。

要想用艾灸治疗乳腺包块，那就看谁给你艾了，碰到二把刀还能给你烙出新疤来。我们艾灸一些剖宫产的患者，能把剖宫产的疤痕给弄平，这是艾灸的力量。

艾灸最高级的境界就是通神。

第十章

中医非药物疗法之三：砭石

刮痧是我们中医认识疾病特有的一个方式，我们认为人体的毒素或能量积蓄在体表得不到释放的时候，人会很痛苦，当你把这些东西释放出来，就感觉舒服了。

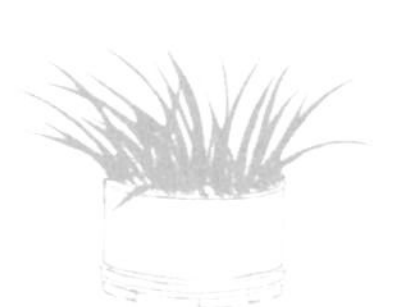

1. 刮痧、拔罐是中医调理疾病特有的一种方式

有个成语叫“针砭时弊”，大家都知道针，这个砭其实就是我们常用的刮痧板。

刮痧是我们中医认识疾病特有的一个方式，我们认为人体的毒素或能量积蓄在体表得不到释放的时候，人会很痛苦，当你把这些东西释放出来，就感觉舒服了。我从小留下的记忆是当我上吐下泻的时候，姥姥拿一枚铜钱蘸着胡麻油在我肘窝刮，这种方法简便廉验。

如果每个人都能掌握刮痧，假如自己或家人有个头疼脑热，身边有刮痧板随时就能解决，学深入以后，刮痧是能治疗很多疾病的。

道家有个理论叫“吊伤”，就是通过刮痧把身体里深层次的瘀血和伤害从体表表现出来，厚朴也是有刮痧治疗的。这些都是老祖宗传下来的简便的方法，我们为什么不用，不去推广呢？

还有一个方法是拔罐，我也希望大家能掌握这个方法，基本上初级的受风、受寒可以通过拔罐解决，而且更好的方式是可以通过走罐疏通身体的经络。

2. 如果得了暗疮，你一定要收敛自己的肾火

如果你得了疮和疡，肯定要清疮排脓！也就是说，要等这个脓长熟了，先出一个红头，然后再出个白点，最后等脓熟了，就是个脓包。

老百姓都知道，脓包迟早有一天得挑破，你不挑它自个儿也得溃破，这就需要一个锋利的利器，好把这个痈、疮、疔、疽给划开，从而清疮排

脓。这些脓毒被排掉了，皮肤自然就长好了。

因此，《黄帝内经》上说，“故砭石者亦从东方来”。东方有大量患者得了疮和疡，大夫在给他们治的过程中，就积累了这种砭石疗法的经验。但我不赞成挑暗疮，如果你耐不住性子，急于给它挑，挑了之后，脸上就会留个很难愈合的疤。如果得了暗疮，你一定要收敛自己的肾火。因为暗疮的这种脓和上面说的那种脓毒不同，肾火是你的真火，它不应该露出来。

那么怎么治这种暗疮呢？就是让暗疮收回去。你从外界摄入的毒，积存在体内，你得赶紧给邪气出路，让它出去。

我建议大家去读下我以前推荐过的一本书，那是我妈妈学中医的教科书，叫《医学心悟》，是清朝程国彭写的。关于治火，他提出一个概念——子火和贼火。

孩子犯错误了，你怎么办？拉回家好好教育、收敛一下就好了。那贼火呢？很多人都会觉得应杀伐赶走，怎么收拾它都不为过。

但如果你把自己的孩子当贼一样处理，就大错特错了。青春痘是子火，得养。那么，我们就要厚土敛火，要补益脾胃，让它的土厚了，从而把肾冒出来的那个火给压回去。

这里我们用的是补法来治子火。而对付贼火的办法，用的就是泻法了。围三缺一，给邪气以出路，这是不一样的。

第十一章

中医非药物疗法之四：按跷

为什么我认为按跷是最高级的治疗办法，甚至说它比针刺、艾灸、药、砭石都好？因为它用的是人本身的气，没有借助任何工具。大夫给你按，给你跷，然后把你的病治好，这叫『以人治人』。

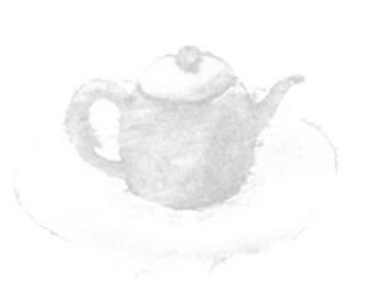

1. 按跷是大夫不借助任何工具直接和患者交流的一种方式

按跷是一个古代的名词，古书上是这么写的，现代叫按摩、推拿，而且现在的洗脚店、按摩店都有按摩，为了和它们区别开来，厚朴恢复古法叫按跷。

按，就是拿手按；跷，就是拿脚踩。现在人们普遍认为泰式按摩里才有脚踏，其实，中国的按摩自古就有。

听过我跟梁冬对话《黄帝内经》的人都知道我在节目中说过这么一句话:“我认为按跷是大夫不借助任何工具直接和患者交流的一种方式。”而且这叫“肌肤之亲”，人和人之间的交流一般都要保持距离，能这样近距离接触其实是一种通神的治疗方法，直接会影响患者的内心。如果一个大夫用身心关爱而且能量特别充足，会通过他的一双手把能量灌注到你的身体里。

厚朴培养出了一批有“内功”修炼，站过桩、练过功，而且意识上懂得经络、腧穴的学生，通过一双手能找到患者身上最关键的节点，先疏解开，然后逐步转入深层次或向其他方向，经过这种按跷治疗的人，我认为是被动的、恰当的健身方式。一个很好的按摩大夫的手能起到对经脉、肌肉的疏解，更重要的是能安抚心灵。

我接触的几位高手，在这方面确实非常厉害。但现在人们的心理特别可悲，医疗的程序越复杂，花钱越多，他越觉得值。你几下把他的病治好了，他反而觉得不值。

为什么我认为按跷是最高级的治疗办法，甚至说它比针刺、艾灸、药、砭石都好？因为它用的是人本身的气，没有借助任何工具。大夫给你按，给你跷，然后把你的病治好，这叫“以人治人”。

2. 通过按跷这种触动内心的治疗，是中医一个最大的优势

我的母亲是一位中医，我从小受她的影响学习中医。她是一个连一分钱都要掰成两半花的人，有一天我发现她花了一万多元买了个按摩床回家，就是那种大街小巷骗老年人买按摩床的人推销的。他们一看你都不喊大妈，直接叫妈，到小店免费体验按摩床，一般不出一周就能让老头、老太太们买个一万多元的按摩床回家。

按摩床有什么功效？我和我妈讲了一个道理，写毛笔字和写硬笔书法最大的差别是什么？用毛笔是用气，写硬笔字是用力有劲就行，同理，按摩床是在用力，按完摩和挨了一顿打没什么区别，大小、力度、方向、旋转都没有，是机器一个劲在杵你。按摩床也没有温度，如果你出去按摩，按摩师的手冰凉，赶紧退了，他一身的病气，自身阳气就不足，怎么能给你灌输能量？另外，如果你找中医看病，医师的手冰凉，赶紧退号或干脆挂号费就不要了，手上没有气怎么会对你有敏锐的感觉？

我从按摩床这件事上反思了一个问题，自己没有尽到孝心，为什么老人家会被打动？因为子女经常不在身边，家里只有老两口，缺乏关爱，后来我就不硬着来，请了个亲自考察过的按摩师，每周两次上门给老两口做按摩，结果这个按摩师起到了连我都没起到的作用。

我妈有一段时间吃素，吃到营养不良，她不承认营养不良是吃素吃坏的，这个弯怎么转？有一天我妈说想买些燕窝吃，我一听这个有戏，因为燕窝是接近动物但又不是肉的东西，就买了燕窝。我妈的老师是个老中医，

他曾经建议我妈吃些鳗鱼，鳗鱼又叫鳗鲡鱼，是药，是水中人参，我就弄了一些鳗鱼干给老太太吃，告诉她得吃这个药，不吃就会晕，后来她就开始吃。在我一步步地“诱导”下，我妈的饮食又恢复了正常。

这里面起到最大作用的是给她做按摩的按摩师，他一边按摩一边劝老太太，把老两口都说动了，后来我回家看老两口的精神状态完全不一样了。因此，如果你真正关爱、孝敬自己的父母，就经常回家摸摸老头、老太太的手，搂搂抱抱，亲一亲，他们那一辈人因为生活在那个年代真是太痛苦了。

因此，我个人认为**通过这种肌、肤、身来触动内心的治疗，是中医一个最大的优势。**西医给我们留下的感觉就是冷冰冰的仪器，现代人做西医体检，从一个仪器到另一个仪器，完事拿报告，没有人文关怀，没有人给你解释，没有人给你提建议。但我们厚朴有，从开始到结束都给人以一种温情的感觉。

第十二章

中医非药物疗法之五：导引

很多人知道静坐和站桩是良好的修行方法，有助于放松、忘我。但事实上，普通人一脑门子官司，心是静不下来的。如果强迫他们入静，有时会引起激烈的情绪反弹，甚至会出现『走火入魔』。

1.“导引”就是还原人的天性

庄子有一句话，“熊经鸟伸，为寿而已矣”，意思是说古人模仿狗熊、鸟等动物的一些特殊的姿势去运动——其实就是做导引，目的是为了让自己长寿。

到了汉末，出现了另一位跟张仲景同时代的名医——华佗，他是安徽亳州人。华佗当时说过一句很著名的话，“人体欲得劳动”，就是说，人只要是活着，就应该是动的。下边还有一句，“但不得使极耳”，意思是但不要动得过头，这才符合人的天性。

接着，华佗又说，“流水不腐”，流动的水才不会腐烂发臭。但现在来看，根本不可能。首先，我们的江河湖海早已富营养化，这就导致了河道的淤塞、壅滞。再一个，俗话说：“问渠哪得清如许，为有源头活水来。”现在的河水早就不清了，为什么？因为源头被掐了。

华佗说的“流水不腐”，这个流水就相当于人体的气血。只有气血流动起来，身体才不会产生壅塞或瘀滞，也就是那些腐败的东西。接下来，华佗说，“户枢（shū）不蠹”，这是什么意思呢？户枢的“枢”就是中枢神经的“枢”，“户”是门，意思是说，门扇可能被虫子蛀，但门轴永远不会有虫子啃它、咬它，因为开门、关门，门轴总在动，虫子刚一探头就被挤死了。

根据这套养生的理论，华佗发明了一套导引之术，就是传说中的“五禽戏”，跟庄子说的“熊经鸟伸”是一样的原理。五禽戏就是模仿五种动物的姿势去运动。这五种动物分别是：虎、鹿、熊、猿、鸟（鹤）。武侠小说里提到的虎拳、鹤拳、形意拳，其实就是从这里划分出来的。

2. 站桩不仅能让你回神，还能驱邪气

某些西医提出“手淫无害论”，说精液里就是一些蛋白质，吃顿饭就补回来了，结果很多人认为无害，更多的人去“打飞机”了。这个想法很可笑，钻石的成分和石墨的成分是一样的，都是碳，你求婚、结婚时送太太一块石墨她能答应吗？精液里的蛋白质和吃的东西里的蛋白质能一样吗？唾液里也有蛋白质，我每天吐十口唾沫，你每天射一次精，一个月以后见，估计半个月你就“没”了。

中国人讲“精气神”，保精特别重要。我治疗的这些遗精过度的孩子，一个是生长发育出了问题，另外就是注意力严重不集中，还有耳鸣、头昏，和《红楼梦》里贾瑞的症状一样，眼睛发酸、发干，口发苦，耳朵响，腿发软。

给这些人用药、用针调理一段时间以后，下一步就是让专门的大夫去教他学站桩。我们是全国甚至全世界第一家有站桩课的中医诊所，站桩是我们中医的治疗方法之一，一对一，最多一对二，一个老师教他站桩，还是小班授课。

站桩叫“独立守神”，一方面能让你回神，让你能控制自己；另一方面能驱邪气。我们认为总让你动淫欲的念头，让你遗精、射精的念头是邪气，大夫可以帮你驱除一些这种邪气，但要真正驱除还是靠自己。

很多人还有恋邪的状态，这些人在治疗过程中会对那种状态恋恋不舍。遗精的患者有很多，有男性也有女性，女性得的病叫“梦与鬼交”——一睡觉就来个美男子和她云雨一番，第二天精神萎靡。在给患者用药扎针治疗的过程中，她梦境里的那个男子会对她说：“你对我太狠了。”这时她如果咬咬牙坚持治疗，那个人就走了；如果她恋邪，就前功尽弃了，大夫再用药就没用了。

因此，我们是通过调整身体来调整患者的内心。我们的课程里有八段锦，这个课程适合这样的人：目前还收不住自己的心，意识还达不到自我

安静的状态。通过八段锦的练习，让他们逐步进入能站桩的状态。除了八段锦我们还有形意拳、太极拳、八卦掌，这些内家拳的特点是一定要练内在的气，不是练花架子。练内家拳还有个特点是为了自己的身体好，或者自己的身体好了以后去帮助别人，而不是去打架。

很多人知道静坐和站桩是良好的修行方法，有助于放松、忘我。但事实上，普通人一脑门子官司，心是静不下来的。如果强迫他们入静，有时会引起激烈的情绪反弹，甚至会出现“走火入魔”。就像让高速行驶的火车突然急刹车一样，不是剧烈磨损就是出轨颠覆，这种霸王硬上弓的手段是违反自然之道的。

民以食为天

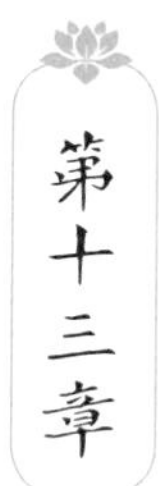

第十三章

我们吃东西要尽可能讲究

我们吃东西要讲究，尽可能讲究。如果讲究不了怎么办？那就将就吧。食材不过关，那就在烹饪技术上下点功夫，改善一下技术手段。

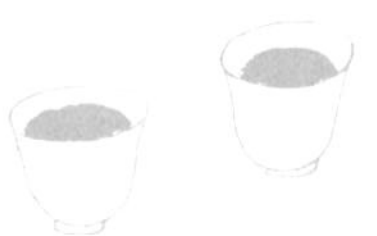

1. 什么样的饭菜叫讲究

首先说食材。厚朴的食材有一些是学生提供的，他们有渠道找到有机的米面菜肉。厚朴二期有个学生自己开了家农场，他上学的时候就喜欢这个。开有机农场真是一件挺不容易的事，因为成本太高了。为什么成本高？举个例子你就知道了，如果你开的是有机农场，地里不用农药，但是别人家的地里会打农药，那么所有虫子全跑到你们家地里了。

这个学生之所以做得比较好，是因为他不是小清新、文艺范儿地去做有机农场。他学了中医以后，设计了一套整体的系统。从最顶层的设计开始，农场要做什么，打下粮食后糠用来干什么，鸡粪、猪粪、羊粪用来干什么，豆子、豆腐皮怎么利用等，他有一整套的解决方案，是一个整体的良性循环利用。整体摊下来，成本就降下来了。

如果他是那种小清新范儿的、突发奇想就要去做有机农业，比如养鸡，我告诉你，一场鸡瘟就会全赔光。他的农场没有鸡瘟、口蹄疫，因为在鸡瘟高发季，他提前在饲料里做了预防——把中药和着食材加进去了。其实，鸡瘟就是鸡发热了，现在的应对办法就是扑杀。

古人的做法很简单。第一，用石灰在鸡舍里消毒；第二，发现那些病恹恹发热的鸡赶紧弄出来，弄出来也不扑杀，直接在鸡翅膀底下的极泉穴（心经的穴位）放血。两个翅膀一放血，往墙角一扔，第二天就好了。而且一旦出现鸡瘟，古人会马上磨绿豆粉给鸡吃。中国古代的兽医、兽药系统全是中医的。

总之，厚朴的饭菜都很讲究，我们用的是学生的农场磨的豆腐，用的是他们榨的豆油，炼的猪油，都是很放心的东西。

其次就是转基因的油、米、面，我们一概不用。

再一个，我们的特点就是素菜用猪油炒，荤菜用素油炒，因为猪油是最补脑子、最补肾的油。

2. 吃饭是讲君臣佐使的

厚朴开西餐课的目的，是因为吃饭是讲君臣佐使的，中国的传统文化有，但现在失去了；西餐有，这是西餐最可贵的地方。说西餐不好吃的人，那是因为没吃过好吃的西餐。

西餐有主菜，比如我请你主吃鲑鱼或牛排，其他的菜都是围绕这个主菜烘托的。包括为了配置主菜，喝白葡萄酒、红葡萄酒，还是喝气泡酒，这都有讲究。

中国古代本来也是这样的。第一，实行分餐制，如果你是天子，当用九鼎八簋（guǐ，古代盛食物的器具，圆口，两耳），钟鸣鼎食嘛；如果你是王侯，则是七鼎六簋。这是要讲礼制的，摆的器皿是有定数的。

第二就是君臣佐使，主菜是什么，配菜是什么。比如今天请人吃蒸鹿尾，配什么酒水。古人是非常讲究这个的，在《周礼》上还有记载，但是现在都失传了。

其实，厚朴的饮食还没有完全实现我的心愿——按照二十四节气，用方圆百里出产的东西，做出这个节气的主菜，还有配菜，反佐的菜。

厚朴三期、四期的学生上课时，我们先按中国古代的君王药膳、五脏补泻，设计了五套菜谱。之后准备跟随二十四节气，把二十四套菜谱配齐。

因此，我们吃东西要讲究，尽可能讲究。如果讲究不了怎么办？那就将就吧。食材不过关，那就在烹饪技术上下点功夫，改善一下技术手段。

第十四章

真正的食疗不是你看见的那样简单

食材道地，厨艺高超，菜肴美味是食疗的精华，但依然不是精髓。食疗的精髓是天、地、人合一，也就是站在天、地、人的坐标里谈吃什么，正所谓看天吃饭，看地吃饭，看人吃饭。

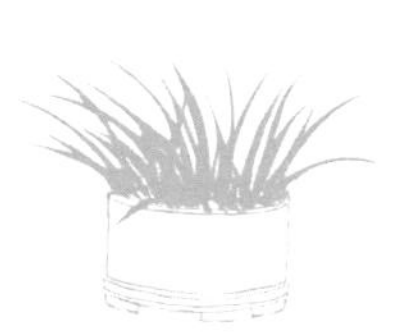

1. 古代有一种大医叫“食医”

提起食疗，很多人首先想到各类养生药膳，在烹饪时加入药材，比如火锅汤底里放两根黄芪就变身养生锅，还有老鸭四物汤，甚至当归炖鸡。

我们经常听到“药食同源”这个词，有人认为大枣、生姜、鸡头米、山药、薏米等都是药食同源的食物，可以家常吃，没问题；还有的人一提养生就想到种类繁多的杂粮，黑豆补肾、薏米除湿、紫米补血……恨不得用十几种米熬粥，一碗下肚，补没补不甚清楚，心理倒是得到了安慰：“我吃得很健康。”

食疗远非这么简单。事实上，食疗有着完善的理论体系，有几千年的历史。道家传承博大精深，更是“非其人勿教”。古代就有食医这一职业，功传有缘人，这套学问保留在道家手里。古代食医先在民间，后来逐渐被帝王、庙堂阶层独享，民间渐渐看不到食医。

《吕氏春秋·本味篇》讲了伊尹的治国才华，他也是中医，还是食疗和烹饪的鼻祖，创立了完备的理论体系。伊尹所著的《汤液经法》融合了天道、地理、食材、药材以及对人性的洞察，构建了完整的中药、方剂、治疗、食疗的理论体系。

可见食疗不是碎片化的养生建议，不是主观不变的食材、药性。药材和食材的堆砌并不能变成食疗，山药和大枣并不适合每个人，杂粮粥也不是种类越多越好。

那么，食疗究竟是什么？

2. 真正的食疗——看天吃饭，看地吃饭，看人吃饭

食材道地，厨艺高超，菜肴美味是食疗的精华，但依然不是精髓。食疗的精髓是天、地、人合一，也就是站在天、地、人的坐标里谈吃什么，正所谓看天吃饭，看地吃饭，看人吃饭。

吃饭前先想，现在是什么季节、什么节气，处于五运六气的哪一之气，主气、客气是什么？在这种天时之下，我能吃什么，不能吃什么？更具体点，抬头看天，如果雾霾很重，天都运化不佳，心想我是不是该吃得清淡、好消化些；抬头是湛蓝的天，白云朵朵，略吃些肥甘厚腻也能把它化掉。以上是看天吃饭的一部分。

看地吃饭要考虑的是：用的是不是道地食材，并且是否适合食用？以最简单的水为例，泉水和井水的化学成分都是水，却由于地理状态的不同而性质不同——井水深藏地下，为阴中之阴，制作阿胶用的就是井水，因为制作阿胶的目的是滋阴，故取井水阴性；泉水虽然也来自地下，却涌出了地表，为阴中之阳，是最适合人饮用的水。

资深厨师都知道，用泉水炖鸡，不论气味和滋味都高出一筹，异常鲜美。又如水产之味腥，食肉动物味臊，食草动物味膻，这些味都是有来由的。调味离不开酸、苦、甘、辛、咸，用多、用少、用什么，调和之道也。

再回到看人吃饭：你平素是什么体质，今天处于什么状态，身体、情绪、心理都是判断该吃什么的参考。“胃以喜为补”“适口为珍”，胃觉得舒服，就是补益；吃着适口，就是珍品。

舒服和适口看似简单，其实隐藏着吃里最深刻的奥秘，它意味着你能

否将眼前这盘食物化为自己的精。如果闻着不香，吃着没滋味，还强迫自己吃下去，不但不能化为精，反而会成为负担。

道地食材，考虑天地、阴阳、四时，把握人之身心变化才是食疗。法无定法，因天、地、人而异，整个系统随时都在变化。从变化入手，抓住变化背后不变的东西，此乃食疗秘而不传之精髓。

3. 现代人只追求填饱肚子

很可笑，现代人只追求填饱肚子，不追求甚至厌恶做饭的过程，还有人把在家做饭当成地位低下的表现。没人愿意当爹，直接抱孩子，都愿意享受过程。做爱如此，做饭为什么不这么想呢？

还有人羡慕我会做饭，想找一个既会挣钱养家又会做饭的老公。死了这条心吧！概率和中彩票差不多。我当年也想找一个会做饭的老婆，后来索性放弃了，为什么不自己动手犒劳自己呢？首先有我爸爸的家传，从小在家就做饭。正规学习做饭是在 1998 年，我租住在甜水园，买了几盘教授烹饪的录像带，到楼下的超市买好料，跟着录像带里的做。后来单位请了厨师，我也请教、学习、练习，慢慢就像样了。加上自己爱琢磨，能举一反三，也就乐在其中了。

善待自己，与人分享，别指望找一个弥补自己缺憾的伴侣，结婚以后失望了，再从孩子的身上找补，这是一辈子的缺憾！对别人没期望，往往会有惊喜。

4. 食之本味1：从产妇饮食说起

◎鸡最适合心气不足的人吃

中国人历来把炖鸡汤作为妇人产后调补的首选，酒酿鸡蛋也是常见的月子餐。有经验的人都知道，给产妇吃这些食物可以下奶、补身体。可为什么是鸡？为什么是鸡蛋？却不甚明了。

中医认为，鸡入心经和心包经，能温补心气，最适合心气不足的人吃。鸡蛋黄也入心经，可以滋补心阴，适合心血不足的人吃。产妇的饮食把重点都放在了补心，难道生孩子会"伤心"吗？清代温病学家吴鞠通在当时就已总结出"产后当补心气"。人活一口气，这个"气"就是"心气"。

心气足的人，对周围充满热情和好奇心，遇到事情都能朝积极的方面想；心气不足的人，对什么事都提不起兴趣，悲观失望，容易哀怨。妇人生产导致失精、失血、耗气，加上还要照顾婴儿，几乎睡不了一个整觉。母乳喂养的妈妈更是辛苦，一夜要起来数次哺乳，刚刚睡熟又要醒来，疲惫不堪。所以，我们常见到刚刚生了孩子的妈妈脾气暴躁，情绪起伏大，有的甚至为了一点小事大哭，这都是体力透支的表现。

产妇要尽快恢复精气神，除了尽量保证充足的睡眠之外，饮食调养也是非常重要的一部分。产妇吃什么，直接影响本人的身体状态、奶水质量，以及婴儿的营养摄入、生长发育状况，可谓牵一发而动全身。

◎血肉有情之品皆能补心

就大多数产妇而言，产后饮食应以补心为主。五味中咸味补心，这个"咸"既包括我们日常吃的盐的"咸"，也包括尝起来不咸，但性质是咸的食物。

要说补心气，五谷中当属红高粱米。红高粱米也叫"秫"(shú)，《黄帝内经》中的“半夏秫米汤”用的就是红高粱米。红高粱米色红入心，既能补益心气，又能燥湿，泻痰涎水湿，最适合心气虚又有痰湿的人食用。熬粥用红高粱米、大米、小米各一把，下沸水锅中，加入绿豆大一小撮食用碱，熬一个多小时，熬至米黏烂，发出咕嘟咕嘟的声音即可。有人觉得红高粱米的口感粗糙，可以将粥过筛，只喝汤不吃米。大便干燥的人也可以如此。

此外，血肉有情之品皆能补心。心气、心血虚弱的人，不妨适量吃些红烧肉。另外，火腿吊汤等各类肉汤均能补心。对吃素的人来说，常吃紫菜、海带是不错的选择。

对产妇来说，众多补心汤中最适合的还是清炖鸡汤。选择吃粮食长大的散养鸡，想要效果平和一些就用母鸡，想要补益力量大些就用公鸡，冷水下锅，加几片姜和葱段，撇去浮沫，炖两个小时，加少量盐出锅，非常容易操作。有好的食材，哪怕使用最简单的烹饪方法，也可以做出一锅好汤，这样的鸡汤可以喝出滋补的感觉。

由于心阴不足而困倦劳累，难以入睡的产妇，可以吃酒酿鸡蛋。鸡蛋黄补心血，但炒、煎、煮、蒸都无法发挥它的疗效，最好的方法是将酒酿煮开倒出，温度约 90 摄氏度时，将鸡蛋黄倒入，筷子一搅就可以喝了，这是滋补心阴最好的食物。

除此之外，还有一样东西最补人的心气，也是产妇最应该吃的，就是胎盘。说出来不好接受，但事实确实如此。母羊生完小羊做的第一件事就是舔干净其身上羊水，吃掉胎盘，随即下奶。胎盘在中药里叫“紫河车”，食用方法是把健康的胎盘经过特殊的炮制、烘干、焙干以后，磨成粉装入胶囊吞服。

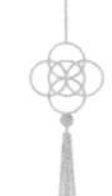

紫河车的制作方法如下：

拿到胎盘后，如果不能及时处理，就将其冷冻储存。处理时，取出自然解冻，在温水下将血水反复冲洗干净。锅中加足量水（水量要没过整个胎盘），加三十颗花椒熬至沸腾之后，再将整个胎盘放入，胎盘会迅速变小定型。可以放少量盐，也可以不放。不要长时间煮，一般煮三五分钟即可，最多煮十分钟。捞出放在盘子里，把盘子放在笼屉里，上锅蒸三十分钟，取出切片（2厘米宽的厚片），在太阳下晒干。晒的时候记住罩起来，防止被风吹跑或被动物偷吃。如果没有阳光，放在暖气上烤干也可，放进烤箱烤干也可，要了解烤箱的火力，胎盘珍贵，不要烤煳。烤好后打粉，放在干燥处储存，每次服用1~3克，在半月内吃完。

5. 食之本味 2：从肚包鸡说起

◎不需要创新，只用经典传统的菜式；不需要山珍海味，只用最常见的食材

肚包鸡是一道经典粤菜，主要食材是猪肚和鸡。

猪肚非常适合补益脾胃，可以用两个关键词来概括：补虚、脾胃。猪肚的作用方向是补益，作用地点在脾胃。身体虚弱的人、有脾胃虚证的人，用猪肚来调理再合适不过。

猪肚中的黏液可以滋补胃的阴液，和滋阴润燥的荸荠搭配，更加凸显这个作用。这正是中医方剂配伍中的“君臣”思路——一君一臣，同性同味，一同去做一件事，可以达到不止加倍的效果。

炖猪肚时一般要撒些白胡椒粉，体质虚寒又想补益脾胃的人可以适量多加一些白胡椒粉。猪肚味甘，白胡椒味辛，白胡椒既能帮助消化猪肚，又能温胃散寒，一君一佐，在烹饪中就已达到相对平衡，降低了食材的偏性，更好吃，身体也会更舒服。

鸡肉性热，补益心、心包气血，鸡和猪肚一起炖有补脾、补心的作用，非常适合脾胃虚、心气虚的人食用，尤其适合产后虚弱的人。有的人不喜欢猪肚的味道，把猪肚和鸡一起炖煮，会发现鸡的味道更强势，猪肚变得香而不腻，不好的味道似乎也被忽略了。鸡的咸鲜搭配猪肚的甘淡，一阳一阴，一温一凉，不仅味道融合得恰到好处，而且使整道菜的补益位置不只停留在脾胃，更走向心。

正如厚朴提倡的“亲近自然，回归传统”，一道菜之所以能流传几百年甚至更久，说明经过时间的验证，它是好吃并且有效的。为什么如此有效？因为它符合人体的气机和神机的变化规律。中医方剂正是这样产生和演变的，这也是厚朴开具食疗方的原则。

不需要创新，只用经典传统的菜式；不需要山珍海味，只用最常见的食材。只要诊断对了，吃到身体真正需要的东西，就能达到食疗的目的。

◎肚包鸡的食材讲究

肚包鸡的食材细究起来非常讲究：猪肚太嫩、太老都不好，一年到一年半的猪的猪肚最佳；鸡要选半年到十个月大的散养鸡，这时的鸡刚刚开始下蛋，补益效果最好。

这道菜的成败大半取决于食材的初加工：清洗。鲜猪肚翻出内面，用小刀或剪刀去筋膜、肥油，用食用油、盐、三十粒花椒、生淀粉、米醋反复搓洗十分钟，然后用温水冲净，重新配料再洗一遍。猪肚的里外两面都要洗净，洗至表面的黏液明显减少即可。把这些黏液和筋膜、肥油去掉后，腥臭味就被去除了。

把鸡清空内脏，洗净，整只冷水下锅，撇去浮沫，沫出透后，捞出用温水洗净，整只塞进猪肚中，猪肚口用线缝上或用竹签别上。另起大砂锅，放入包好的猪肚和鸡，加凉水没过约三厘米，加料酒，把葱、姜、花椒用料包包好投入锅中，开大火，撇去浮沫，大火煮开后，改文火炖煮（文火是汤微开微不开，也有人说像虾须沸、蟹眼沸）。不时地用一支竹签或筷子在猪肚上扎眼放气，整个过程放气两到三次。文火炖煮两个半小时到三小时，炖至用筷子可以轻松扎透猪肚，即可关火。因已炖至酥烂，可以用勺子直接挖着吃，也可以捞出改刀，盛碗服食。不要贪多，一小碗最适宜。

猪肚的黏液丰富，胃阴不足的人吃了可以得到滋补。如果脾胃痰多，吃完饭总要嗽上几口痰，吐出几口黏液才舒服，这类人就要忌食猪肚了，不仅不能吃猪肚，甜食、水果、乳制品也要忌口。另外，鸡温补心气，如果你舌尖红、心火亢奋，或者发着烧，也不适合吃肚包鸡。

了解食材，了解身体状态，才能吃得对，才可称为“食疗”。

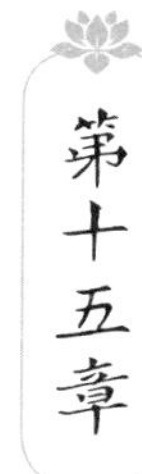

第十五章

四季饮食滋味

很多人说中餐最好吃，但如果他没吃过一顿好吃的西餐，凭什么说中餐最好吃？我认为只有懂西医的人才能认识到中医的优势和长处，只有吃过好的西餐的人才知道中餐好在哪里。

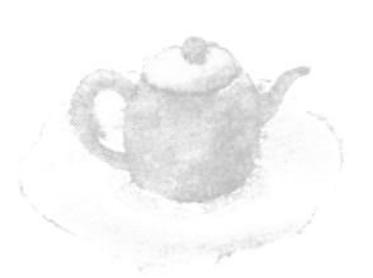

1. 春季别吃辛辣发散的食物，倒是可以拈酸吃醋

（2012 年）立春以后，风干物燥，厥阴的风和少阳的火叠加，煽动肝、胆的火和心包、三焦的火很明显。大家一定别吃辛辣发散的食物，倒是可以拈酸吃醋。厚朴二期张同学的儿子突发颌下淋巴肿大，孙同学则因过食辛辣加重颈椎病突发眩晕。《黄帝内经》中说：“东风生于春，病在肝，俞在颈项……故春气者病在头……善病鼽衄……”

春天肝气升发的时候，平素压抑形成郁结的人会借势爆发肝火，攻击伤害性很强。如果肝火滋生心火，更会发狂，自以为老子天下第一，登高而歌，弃衣而走，呼叫詈骂，不避亲疏，老百姓称之为“桃花疯”，俗谚谓：“菜花黄，痴子忙。”这些病不可理喻，需要治疗。一般用白芍清泻肝火，用黄连清心火。

这时很多水果上市，吃水果应该讲究应季当地，现吃现摘。可惜现在为了提前上市卖高价，再加上四通八达的物流运输，有多少是自然成熟才采摘的？**强扭的瓜果不甜，而且有害。**

2. 夏天一定要把姜作为一种常吃的食物

夏天要注意饮食生冷的问题，这时人的肠胃的气血能量不太够，尤其要注意少吃一些温度低的、性质寒凉的食物。

老百姓讲“冬吃萝卜夏吃姜，不用大夫开药方”，因此，夏天一定要把姜作为一种常吃的食物和常备的药品。

夏季人们到海边旅游经常会吃海鲜，这类水生的食物都是高蛋白，你要消它、化它，化成你身体需要的氨基酸需要消耗很大的能量。很多人吃海鲜会拉肚子，上吐下泻，还有一种人是不吐也不泻，就是把这种阴寒的东西留在体内，形成了身体的过敏原，导致过敏。**我建议大家，第一是少吃，第二是熟吃，第三是要伴着姜吃，如果吃完以后感觉不舒服，就熬一些姜汤喝。**

夏天，人们都很怕热，其实，不要害怕夏天的热，夏天的这种热是有利于动植物的生长和发育的。春天是开花的季节，夏天是孕育果实的季节。人怀孕叫“孕”，植物结出果实叫“秀”。如果夏天不热，这种孕育果实的过程就很难完成，到了秋天就会没有收获，这就是华而不实，秀而不实。农民最怕的就是夏天出现连阴天，阳光照射不够。人也是一样，我们人体的阳气，也就是我们所谓的活力、动力，都来源于太阳。因此，夏天呢我还是建议大家，选择适当的时机接受阳光的普照和恩赐。

怎么晒太阳？我建议大家把头遮住，晒晒后背，这样可以鼓舞和振奋身体内的阳气，把自己体内阴寒的邪气祛除出去。很多人晒太阳后会打喷嚏，流出清水一样的鼻涕，有的人还会流眼泪，其实这都是在排出阴寒凝滞的东西。

还有的人晒太阳会觉得腹内发热，肚子咕咕响，这都是推动人体气血运行的结果。现代医学研究表明，晒太阳可以促进人体对维生素 D 的吸收、对脂肪的代谢，这都说明晒太阳是有益的。夏天太热，人体容易出汗，流失盐分，因此夏季的饮食要注意补充盐分，口味要偏咸一点。还有，夏天我们可以适当补充一些血肉有情之品，这主要是因为夏天人的胃肠容易受寒，所以一定要吃温性的食物。同时切忌吃大量冰镇的食物，因为夏天人体所有的热气全在体表，不是吗？夏天我们摸摸自个儿的肚子，常常是凉凉的。

我一般建议国人不喝冰水、冷饮，不吃冰棍、冰激凌（冬天可以），遭到很多人反对、讥讽、挖苦。为此我改变了一下表达方式：我建议管理者，脑力劳动者，智商高、情感丰富的人别喝冰水、冷饮，别吃冰棍、冰激凌，最好喝热水，吃热食。

人的气血、能量有限，顾此就会失彼。如果头脑的气血消耗大，胃肠明显就会弱，本身不爱吃凉的，吃了就会难受，时间长了就会麻木，滋生疾病；至于头脑简单、没心没肺、情感寡淡的人，胃肠供血丰富，别说吃凉的、冰的，吃生铁都能拉出斧子来。这种人喜欢吃得越冰越好，越刺激越好。我这么一说，获得广泛赞同，反对的人明显少了。

数伏天闷热潮湿，就诊患者胸腹冰凉，口咽头面燥热者居多。这时如果逞一时之快，贪食冷饮、冰棍，只能加重病情。这时一杯热茶甚至一杯姜茶，温化寒湿，蒸腾津液，才是最好的解药。

过了大暑，还没到立秋，已经有秋季花粉过敏的人开始发病，面部瘙痒，眼睛干痒，耳朵流水，打喷嚏，流鼻涕等。归根结底，此病还是脾和肺积攒的阴寒、痰饮、寒湿被外风勾起，治疗宜疏散外风，温化寒痰冷饮。同时必须忌口水果、果汁、冷饮、牛奶、酸奶、绿茶、凉茶等。服用抗过敏药后不要开车。

3. 秋季话腌菜：感谢细菌、微生物，你们万岁，我们百岁

小时候物资匮乏，秋末的时候家里就开始准备腌菜了，足足三大缸。咸菜疙瘩主要是苤（piě）蓝、芥菜、蔓菁；酸菜就是大白菜、圆白菜、甘露子（又名螺丝菜），还有红白萝卜和胡萝卜，可酸可咸；还有烂腌菜，就是把芹菜、白菜等放在一起快速变酸，捞出来带着冰碴吃，真是酸爽到了极点。

现代人被披着科学外衣的商人蛊惑，害怕亚硝酸盐，不敢吃腌菜了。卖酸菜的人图快、图省事，用白醋泡冒充酸菜，形似味不正。

日本也有很多老店卖腌菜，古称“泡渍”，制作酸菜的方法多是用淘米水或米糠，与我家乡的盐腌不同，味道自然也就不同了。

没办法，想吃就自己动手吧！以前我用铝锅腌过酸菜，结果盐水腐蚀，把锅给泡漏了。后来我买了大塑料桶和压菜石头，先把大桶用开水烫了一遍，然后买了大白菜码放在里面，用开水化开海盐，放凉了浇进去淹没白菜，用石头压好，然后盖上盖子放在屋里冷的地方。

有一天我老婆说我的腌菜“死”了，因为她闻到了臭味，屋里很难闻，打开看水面上有白膜。我一听挺高兴，因为这是厌氧菌活了的征兆，遂让她把桶挪到院子里。过了一个月一看、一尝，酸得地道，还有鲜味，类似雪里蕻，就势切了块火腿炒了，鲜美之至。那天招待老岳父，我做了酸菜白肉炖粉条，酸菜酸得地道，猪肉也是猪的味儿，粉条是我妈从大同带来的，吃一口立刻回归童年。

感谢微生物，你们万岁，我们百岁。

4. 酒和中医的关系很密切

“绿蚁新醅酒，红泥小火炉。晚来天欲雪，能饮一杯无？”

白居易的这首诗描绘了在冬日严寒中暖人的亲情和意境，的确，如果能在大雪纷飞的时候与三五知己围炉而坐，浅酌低唱，不但能祛风散寒，还能活血通经，舒畅情志。

中国最早的酒就是醪糟，南方人叫“酒酿”。做法是把大米或糯米蒸熟，加入酒曲稍微发酵一下，然后过滤澄清留下的汤汁，它的颜色还是白的，这就是古人说的白酒。

《伤寒论》中治疗胸闷、胸痛的胸痹症用了一个方子叫“瓜蒌薤白白酒汤”，其中的白酒就是醪糟汁，而不是后世所说的高度数白酒。这种白酒的口感很好，有酒香味还有些酸甜味，度数很低，在五到十度，和我们现在喝的啤酒度数差不多。

我们看《水浒传》的时候，看到梁山好汉要喝酒时总是叫店家筛碗酒来，筛是什么意思？就是过滤，因为这种醪糟汁或米酒黏稠、浑浊，因此也叫“浊酒”。如果不讲究，不用筛酒，可以直接连米带汤一碗一碗地喝，一喝十八碗。“一壶浊酒喜相逢，古今多少事，都付笑谈中。”白居易诗中的“绿蚁”就是新酿出来的米酒上面的绿色浮沫。

如果讲究，就要筛碗酒来。这样酒的汤色澄清透亮，另外也能防备别人下药投毒。武松过十字坡孙二娘的黑店时说：“有没有好酒？”店小二说：“有好酒，酒好，就是有点发浑。”武松说：“越浑越好喝。”意思就是说浑酒的度数高。结果，店小二在酒里下了药，把两个押解的衙役喝倒了，而武松把酒泼到墙角没喝，假装晕倒，被拖到人肉案又跳起来，差点儿砸了孙二娘的黑店。

说到酒，其实它和中医的关系很密切，渊源很深。繁体的“医”字是“醫”，它的下面是“酉”，就是酒的意思，意思是古代大夫为患者做手术的时候，要用酒精消毒和麻醉。我前面说的《水浒传》里经常出现的蒙汗药，其实就是用中药配制，必须用酒精做溶媒的麻醉剂。中医外科起源于《黄帝外经》，在汉代华佗那里得到了发扬光大，世界上最早的麻醉药就是华佗发明的麻沸散。

尽管中医外科的很多技术都失传了，但中医内科仍然使用酒和药酒来治疗疾病。因为很多药物的有效成分在酒的作用下才能发挥功效，比如动物蛋白不溶于水，但溶于酒。如果熬汤药吃，没有效果，只能用酒精把它的有效成分提取出来。

古人配药酒使用的是无灰酒，古书上都写着“某某中药多少两，用多少斤无灰酒泡”。什么是无灰酒？古人酿出来的黄酒其实是略带酸味的，酒和醋就那么一线的距离。大家也有经验，如果开一瓶红酒不喝，放一个礼拜就变成酸的了。古代有个成语叫“狗恶酒酸”，意思就是说你们家酿出来了新鲜的酒，结果你们家门口的狗太凶恶了，好多人不敢到你们家买酒，你那个酒放着就酸了。

古人酿出来的酒，其实有辛和酸两个味道，你想留下酒的味道，就要把里面的酸味去掉。怎么弄呢？用碱中和。哪儿有这个碱？草木灰，用草木灰过滤，过滤以后就变成了我们现在的黄酒，就是有灰酒。可是配制中药需要酒的力量不要过猛，还是用没有过滤的原酒，也就是无灰酒是最好的。

5. 只有吃过好的西餐的人才知道中餐好在哪里

我们有饮食课，还开设了西餐课。听着挺逗的，中医学堂居然还学西餐。很多人说中餐最好吃，其实是因为他没吃过一顿好吃的西餐，凭什么说中餐最好吃？**我认为只有懂西医的人才能认识到中医的优势和长处，只有吃过好的西餐的人才知道中餐好在哪里。**

西餐有个特点叫“合”，比如烤羊排的盘子里有羊排、胡萝卜、芦笋、杏鲍菇，它们之间没有关系，当你把它们吃到胃里才开始发生关系，通过消耗胃的能量把它们“和”到一起；中国菜的特点是不劳烦胃的大驾，我们在锅里就把它们“和”了，结果省了胃的很多工作和能量，省出来的能量去发展智慧。

中国人去国外为什么不适应？因为本来该锅干的活让胃来干了，吃两天就受不了。中国人原来不会用火，茹毛饮血，吃生冷的食物会消耗人的元气，后来学会了用火，节省了元气就去长脑子。因此当你吃过西餐以后，就会意识到中餐五味调和的妙处了。其实我是个厨子，迫不得已靠行医混饭吃，我特别喜欢做饭，炒菜炒出锅气了，一个新的东西诞生了。举个例子，用面粉和水蒸馒头，馒头蒸熟后还是面粉和水吗？不是了。

我们的老祖宗之一伊尹是个厨子，同时也是治国的宰相，因此中国人的“以鼎调羹”的妙处体现在做饭上。中药若想好吃，开中药的人必须是个好厨子。比如“天下第一方”桂枝汤的组成——桂枝、生姜、大枣、甘草、芍药，有人说这是酸辣汤，而且辣比酸重。桂枝和生姜是君臣，芍药和甘草是佐使，不要发散太过。

其实，很多中药的配方是我们日常生活中厨房用的调料。

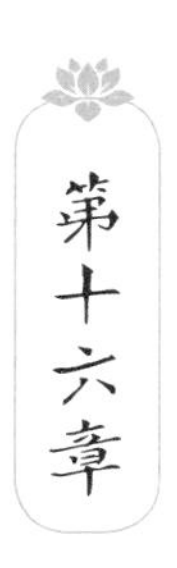

第十六章 七情

任何一种感情的伤害都会在生理上留下痕迹

我劝大家先学会自爱，然后如果觉得自己的心气还有富余，那就爱自己最亲近的人；如果没有那个能量，就先把自己照顾好，不给别人添麻烦就是最大的好事。

1. 人的心理和身体是不二的

情是竖心旁的。心有两个含义，一个是肉质的心脏，另一个是形而上的无形的思想。

中医认为，人的心理和身体是不二的，比如一个人得了胃溃疡、十二指肠溃疡，往往伴随着不良情绪。到底是因为他身体的病带来了不良情绪，还是因为不良情绪导致身体出现疾病？中医认为，身心是统一的。孔子说："斯人也而有斯疾也！"意思就是这种人才得这种病。我们可以观察周围的人，有情绪和感情的异常和他的体质或得病是相关的。

情绪有七种：喜、怒、忧、思、悲、恐、惊。

心包经当令是晚上的七点到九点，这个时段人的情绪容易高兴，适合约会、谈事。心包经弱的人有一个表现，现代医学叫"社交恐惧症"，不愿见人，见到生人就脸红、心跳、出汗。**对于情绪波动大、社交恐惧的人来说，仅仅通过思想开导是没有用的，而要想办法加强心包经。**

"膻中者，臣使之官，喜乐出焉。"膻中穴是心包经的募穴，也就是心包经的气聚之所。当人有闷气时，通过按压、揉搓膻中穴，可以释放不良情绪，从而改变你对事物的看法。

感情触及的是更深的层面——心神。如果一个东西影响到了睡眠，那就是动心了。黯然神伤，神伤莫过于影响睡眠。

2. 人的生理功能衰退、气血不足，就处于一种爱无能的状态

祖先传下来的汉字是有特定的含义和讲究的，爱的繁体字“愛”里是有“心”的，而且“心”在中间，是一种发自内心的付出。爱和身心是不可分的，表现出来的是一种心理无形的东西，但是背后有生理和能量的基础。

当人的生理功能衰退、气血不足的时候，就处于一种爱无能的状态，这种状态再往下发展，会觉得活着都没有意思。心气高的人愿意付出自己，不求回报，在帮助人的过程中享受到了感觉；气血不正常的人渴望被关爱，一副楚楚可怜的样子，这种人需要被爱，爱是需要生理和能量支撑的。现在很多人整容、抽脂，这些人骨子里都不爱自己，心理问题不解决，就会一直作践自己。

爱带“心”，那支持它的是什么呢？我们叫心气。心气会随着年龄的增长而逐渐衰减，像小孩子一天到晚活蹦乱跳，心率基本在 80~90 次 / 分，小孩子为纯阳之体，大了以后心率就逐渐平稳；七八十岁的老人心率 30~40 次 / 分的都有，心气弱了，这是人正常的生理变化。

任何一种感情的伤害都会在生理上留下痕迹，中国人称之为心有千千结，或愁肠百结，好像是文学描述，其实做检查大夫摸患者的身上就是有一串串的结，这个字写出来就是“患”，每个结都对应一个事件对人的刺激。通过治疗把郁结化解开后，患者又把当时伤害他的状态再梦一遍，把当时没有发出的怒、没有说出的话在梦中说出，这件事就翻篇了，否则就永远埋在心里。

3. 先学会自爱，如果觉得自己心气还有富余，那就爱自己最亲近的人

如何养护心呢？最重要的是追求一种平和，不纵欲也不抑欲，就是节欲。这个节也是讲时节的，要顺应天时，春天心气动，生发；夏天“若有爱在外”，热烈奔放，尽情敞开自己的心神、心灵；秋天收敛；冬天闭藏。

养心的前提是心气虚了，我们要吃点血肉有情之品，吃一些肉食，食疗方面吃一些热性的羊肉、鹿肉。养心最好的肉都是禽类，中医讲南方朱雀对应心，因此南方飞翔的禽类有助于鼓舞人的心气。最好的中医治疗的方法就是艾灸，一般艾灸鼓舞人心气的穴位，比如神阙穴和神门穴，都有养神的作用，能使心气慢慢恢复。

因此，我劝大家先学会自爱，然后如果觉得自己的心气还有富余，那就爱自己最亲近的人；如果没有那个能量，就先把自己照顾好，不给别人添麻烦就是最大的好事。

第十七章

顺应人的本能，就能让人喜

中医经常说：『喜伤心。』因为喜到极点一是会加速心率，二是影响心神。正常的喜顺应人的节奏，『喜则气缓』，不要追求『务快其心』的感觉，喜过头对身心都会有大的伤害。

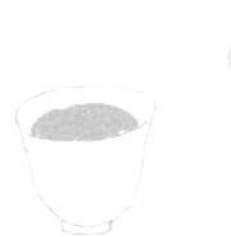

1. 喜是最基本的鼓动人欲望的情绪

七情当中，喜为首。正确认识七情之喜，对缓解病情有什么特别的帮助呢?

乐队的“乐”，也是欢乐的“乐”，喜和乐有什么区别?喜是乐队的一种打击乐，是擂鼓助威的鼓，当鼓点敲起来的声音应了心的频率，有呼应，和心率同步，就达到了鼓舞、鼓动的状态，这个状态叫“喜”。再往下引申就有喜欢、欢喜、喜爱、喜乐的意思，喜是最基本的鼓动人欲望的一种情绪。中医常说一句话:“你喜不喜?”不是高不高兴的意思,《伤寒论》条文里论述小柴胡汤证说的“往来寒热”“心烦喜呕”，如果按高兴不高兴理解就错了，这种呕吐是身体排病的一种表现。

中医治病判断人的很多不舒服的症状要看顺逆，身体有自愈的本能，自己会抗病、治病，所以发热不见得是坏事。如果顺它的本性就是喜，我们就要做让身体喜的事。但是如果吐得特别狠，伤了自己，那种呕吐就不是喜了，就觉得难受，这种状态就得让人收，包括咳。顺应人的本能，就能让人喜。

还有害喜，指女性怀孕以后要动用肝血、肝气去养胎，但是有种后坐力。肝在五行中属木，木克土，肝克伐脾胃，人怀孕以后脾胃功能会变弱，因此很多人就会出现妊娠反应，会吐，叫“害喜”。

古代出疹子也叫“见喜”，有一种疹子是麻疹，这种麻疹以宣透泛红往出鼓为顺，以内陷阴寒为逆。如果这种疹子不透出来，就会要了孩子的命。中医治疗这种病会用些辛凉的药，比如蝉蜕、升麻，可以让疹子透出来。

2.“喜伤心”：喜过头对身心都会有大的伤害

喜和心理离得远一些，跟人的生理反应有关。中医有一个最著名的补养原则是“胃喜为补”，意思是本能需要什么，吃这个东西自己就喜，这叫“补”，顺应人的天性。

中医经常说：“喜伤心。”因为喜到极点一是会加速心率，二是影响心神。正常的喜顺应人的节奏，“喜则气缓”，不要追求“务快其心”的感觉，喜过头对身心都会有大的伤害。

大喜过度应如何控制？后天的理性能不能对先天的情绪和本能有一种驾驭？

《黄帝内经》中有个词叫“御神”，修炼好的人能用后天的意识控制自己的情绪和情感，不至于崩溃；心理素质差的人不宜受多种情绪刺激，要以平静慢养为主，找到自己心里应对的节奏和鼓点。人要是能处在这种平和的喜的状态中，下一步就能感觉到心里的幸福感。

第十八章

怒：把气隐忍、压抑在体内，成为它的奴隶

生气源于你接受的教育，源于你对人设置的前提。要想自己不生气，对自己要求严点，对别人要求宽点，不要求别人都做圣人。

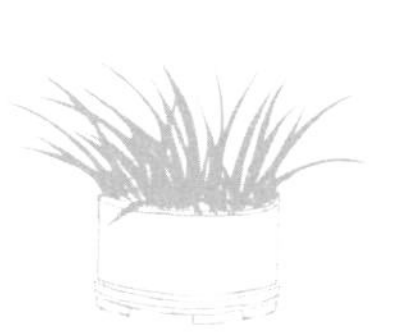

1. 怒是人生气后隐忍于心中闷而不发，愤是恶劣情绪喷薄而出

有部老电影《林则徐》中有个情节：林则徐发现手下有个贪官把造大炮的钱贪污了，然后就跟他约谈。贪官一出门，林则徐就拿起盖碗摔碎在桌子上，然后他抬头看了看墙上挂的横幅，上面写着两个字——“制怒”，老仆人来打扫，他说：“不用。”意识到这件事是自己做得不对。

其实，人们从古到今把“怒”和“愤”弄混了，这两个字是不一样的——愤是把郁积在体内的气宣泄出去，而把气隐忍、压抑在体内，成为它的奴隶叫“怒”。林则徐其实当时不是发怒，而是把隐忍了很久的怒气发出来了，表现为能量把物质损坏了，他制的不是“怒”，是“愤”。

我们做事有理性的考量，会情绪化（人在某种强烈情绪的支配下，会做出一些很不理性的事），有时还带有感情色彩。因此，怒是人生气后隐忍于心中闷而不发，愤是恶劣情绪喷薄而出的释放。

现在人们一般接受的教育都是用理性来控制自己的情绪，这是对的，但别忘了还应该在已经产生这种能量之后找条件、找办法把它宣泄出去。能量是守恒的，如果你生气憋着，不找渠道发泄出去，它将永远在那里，而且中医认为这种能量郁久了，会聚成形，慢慢地变成痰浊、瘀血都在那儿，身体就会开始长瘤子，再加上其他恶劣的信息、能量的影响，可能就会变成现在说的恶性的东西。中医早就认为，情绪变化会从心理伤害到人的生理，这种郁怒会造成肝气的郁滞。

2. 对自己要求严点，对别人要求宽点

肝的五行属性为木，它是自由生长的状态，而且往上走，肝喜调达、舒畅，如果一个人总是忍气吞声，会出现中医所讲的“善太息”——典型的肝气不舒的症状，这种气都憋屈在自己的身体里，就会造成能量流动的停滞，这就是中医说的肝郁气滞。一般我们都用芳香辛温走窜的药去调节患者的生理功能，吃完药人会打嗝、放屁。

生气源于你接受的教育，源于你对人设置的前提。要想自己不生气，对自己要求严点，对别人要求宽点，不要让别人都做圣人。另外，生气是一种无能的表现。不生气就谈不上愤和怒的问题，这样就不会影响生理和心理。

中医讲:“气有余便是火。”刚开始是肝气，能量到了极点，后来就变成肝火。有个成语叫“义愤填膺”，在乳头上方有个穴位叫膺窗穴，这个区域叫“膺”。很多女性患有乳腺增生、结节等，都长在这一区域，总是在这里憋着一口气。中医从来不把乳腺疾病当成乳房的病，而是当心病来治。

最好的疏解怒气的方法就是找到身心相关的中医，通过吃一些疏肝的药物，吃完后两胁的疼痛、憋胀就减轻了。还有一个很好的按摩方法叫“开胸顺气”，可以散心中的闷气。一般带刺的植物，比如玫瑰、月季便是典型的疏肝理气的药物，这些药都偏入血分，气滞到极点——血瘀的时候用这些药都管用；白萝卜等辛辣的味道有宣散疏肝的作用，包括喝点酒也可以达到同样的效果。

围绝经期综合征（更年期综合征）是人在最弱的时候，把以前很多情感、情绪上积累的生理、心理的问题同时发作出来。怒分虚实，实证的怒发泄完了以后很痛快；有些人在发怒伤害别人以后，自己委屈、难受、后悔，这属于一种虚证，这些人不需要用疏肝理气的药，而是要让他收回来，这些人往往更需要被关爱。

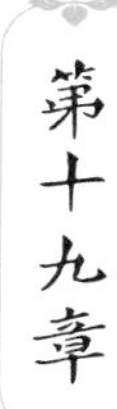

第十九章

忧是总把将来的事往坏处想，虑是期待一件事发生

现代人总有种不安全感，在不安的基础上就会出现忧。很多老年人会忧，孩子上中学前担忧考大学，上了大学担忧毕业，毕业以后担忧找对象，找到对象担忧结婚，结婚以后担忧生孩子……整天都处于忧的状态。即使把这些事都解决了，他还会担忧其他事，问题不在外面，而是因为脾胃功能差的人表现的状态就是担忧。

1. 担心“我的孩子长不高……”就是忧，“约会的时候等女朋友的状态”就是虑

人们经常说：“徐大夫，我有点忧虑。”我问：“你是忧还是虑呢？”《黄帝内经》说虑是“因思而远慕谓之虑”，意思是你急切地期待某件事发生，但还没发生，这种心急火燎的状态就是虑。比如，男孩子约会的时候等女朋友的状态就是虑。

忧是为将来的事担心，总是把将来的事往坏处想，这种人总有一种不安全感，总是担心将来有坏事发生。比如，我的孩子长不大，我的孩子长不高……英语里管这种人叫 super worrier。意思就是什么事都担心，孩子上学时担心孩子将来没法毕业，孩子毕业了担心孩子找不到工作，孩子工作了担心孩子找不着对象……

其实，忧和虑都是一种妄想，是不正常的思维方式，都与脾胃不好有关。

2. 如果有了忧和虑，最好的方式是把它唱或吼出来

很多人会失眠，就是因为自己期待的事没有发生。比如，他认为自己要是好好工作，老板就会给他加薪，于是他就一直等着，可老板没反应，结果他晚上就睡不着觉。

其实，生活中充满了不确定性，我们要把“妄”去掉。

佛家有句话叫“不悲过去，非贪未来，心系当下，由此安详”。意思是劝人们要活在当下，人应该活在现在，将来天塌了、地震了、人要死了……都不用考虑，考虑那么多没用。活在现在，现在很高兴就行了，明天的事明天再说。

如果有了忧和虑，最好的方式是把它唱或吼出来。如果你高兴就唱出来，如果你不高兴就吼出来。现在很多歌曲都是在唱恋人互相思念的心情，如果你想念某个人，可以去 KTV 唱出来。在山西、陕西、内蒙古一带特别广阔的地方，人们经常在旷野中自由地歌唱。在城市中没有这样的条件，这对人的气也是一种压抑。

现代人总有种不安全感，在不安的基础上就会出现忧。很多老年人会忧，孩子上中学前担忧考大学，上了大学担忧毕业，毕业以后担忧找对象，找到对象担忧结婚，结婚以后担忧生孩子……整天都处于忧的状态。即使把这些事都解决了，他还会担忧其他事，问题不在外面，而是因为脾胃功能差的人表现的状态就是担忧。

第二十章

百思不得其解的表现是肠胃堵塞

思的小篆上面是囟门的『囟』，下面是『心』，思其实是既动脑子又动心的过程。有句话叫『百思不得其解』，这个『不得其解』是无形的存在，而有形的表现是在胃肠的经络出现不通。『思则气结』会造成一种实证，形成局部的壅塞和堵滞，称之为『食积』。

1. 思过多的人会极度消瘦或者过度肥胖

思过多的人往往会导致身体异常，有些人会极度消瘦，有些人会过度肥胖。

我们平时观察，有些人吃完饭就昏睡，有些人得迷瞪一会儿，有些人尽管不睡，但那会儿脑子浑浑噩噩不清楚，这些都是身心疾病的一种表现。

脾胃消化功能好的人，能用少量的气血就把中午吃的饭消化和吸收掉，但有些人的气血就不够，得牺牲其他地方的供血来消化食物。如果其他地方供血不足，就会出现半昏迷状态，中医称之为“饭醉”。

睡觉流口水是脾胃痰湿过重的表现，患者去医院检查基本会被戴上“慢性浅表性胃炎”的帽子。正常的分泌口水是帮助湿润食物和滋养舌头，有唾液才会使味蕾被激发，变得活跃，吃东西才不会味同嚼蜡。但是口水过多有个表现，口水中的活性成分即唾液淀粉酶、蛋白酶不多，没用的东西多，这种人除了消化不了食物以外，还会长口疮。

2. “思则气结”，表现为积食

思的小篆上面是囟门的“囟”，下面是“心”，因此，思其实是既动脑子又动心的过程。有句话叫“百思不得其解”，这个“不得其解”是无形的存在，而有形的表现是在胃肠的经络出现不通。“思则气结”会造成一种实证，形成局部的壅塞和堵滞，称之为“食积”。

中医讲芳香醒脾，很多芳香类的植物都有唤醒脾胃功能、消化食积的效果，比如苏叶、藿香、佩兰等，药食同源的还有八角（大茴香）、豆蔻、小茴香等。

脾气、精血的泄漏，表现为脾的功能不好，吸收不了，会不停地拉肚子，把肚子里的黏液、精华泄掉。还有一种情况就是不停地自汗、发低烧，这都是在漏，这种人就需要先堵住漏洞，称之为“补”。“益”是在补住漏洞后往里加东西，可以吃一些甘甜的食物，比如，饴糖、蜂蜜、黄芪、党参等来补益脾气。

第二十一章

悲起初会伤肺，时间长了会伤心

每当到了秋天，很多人会情绪低落，心情变得多愁善感，这种特别容易在秋天出现的情况称之为悲秋。为什么会出现悲秋呢？秋天是肃杀之气，和春天的生气恰恰相反，秋天是一种秋风扫落叶般无情的感觉，且天气逐渐变冷，这时就会影响心理素质比较差、生理素质也不太健全的人。

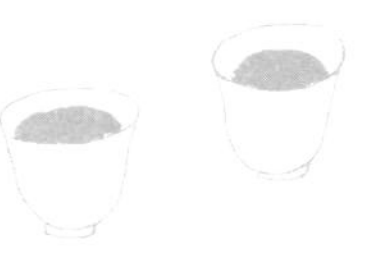

1. “悲莫悲兮生别离，乐莫乐兮新相知”

在甲骨文和金文中，悲上面的“非”写得像两只小鸟，本意是两只小鸟相背而飞，意思是人在分离的时候，在生离死别的状态下出现伤感的情绪。

每个人都会产生这种情绪，正常人沉浸一段时间，这种伤感的情绪就没了。古人云：“悲莫悲兮生别离，乐莫乐兮新相知。”故人离去后很伤悲，但又看到了光明的一面——能结识新的朋友，乐观的人会这么看，但有些人在经历这种生离死别以后，久久沉浸在悲痛的情绪中不能自拔，这就生病了。

每当到了秋天，很多人会情绪低落，心情变得多愁善感，这种特别容易在秋天出现的情况称之为悲秋。为什么会出现悲秋呢？秋天是肃杀之气，和春天的生气恰恰相反，秋天是一种秋风扫落叶般无情的感觉，且天气逐渐变冷，这时就会影响心理素质比较差、生理素质也不太健全的人。

春生、夏长、秋收、冬藏，有的人到了秋天收得太晚，就会被肃杀之气所伤，内心会产生悲；再就是在夕阳西下的时候，有的人也会产生悲。

一旦外面的变化对人产生影响的时候，你就要意识到这已经不正常了，生理或心理上出问题了。最可怕的是在春天悲，如《红楼梦》中的黛玉葬花，人过于敏感，病得很厉害了。秋天对应五脏中的肺，往往一些患有肺病的人容易产生悲的情绪。

2. 悲和愁的区别：悲是认命，愁是不服气

秋天还容易出现一种不好的情绪或心理状态叫“愁”。悲和愁的区别在于：悲是认命，愁是不服气，悲和愁都可以归到肺的范畴。

悲起初会伤肺，时间长了会伤心，怎么判断呢？中医讲望闻问切，望诊的其中一个就是看舌头，很多人伸出舌头上面沟壑纵横，一般这种人都是感情上受过深深的伤害。这种情况下，我们都会用一些血肉有情之品或一些胶类的东西补，但前提是得把身体里的瘀血、痰化掉再补。很多人的悲没有被解决，带着这种悲伤过了一辈子，留下了隐患，因此我建议受到感情伤害的人都要去调整、治疗。

治悲需要“合”，中药里就有两味药专门治疗悲，让破碎的心愈合的，这两味药就是合欢花或合欢皮，还有百合，效果非常好。如果植物药愈合不了伤痛，我们就会用到阿胶，这也是一种愈合心灵创伤特别好的药。

《金匮要略》里讲妇人病“妇人脏躁，喜悲伤欲哭”，她就喜欢沉浸在悲悲切切的氛围中，然后哭一场，说明以前有这个经历，没有得到宣泄。哭本身是对悲的宣泄，哭完以后这种悲伤的情绪化解了，人就没事了，但人哭过度以后会继续伤心，除了没化解悲之外又加重了一层，哭要适当。

第二十二章

在七情里，恐对心的刺激量是最大的

『恐』字上面的『巩』原本的意思是用牛皮绳勒紧，恐是心里一紧、一抽的那种感觉，还有一种濒死感，就是冠心病、心绞痛发作时的感觉。当你听到恐怖的声音，会打乱心脏正常跳动的节奏和频率，这种恐的感觉是心肌缺血的感觉。

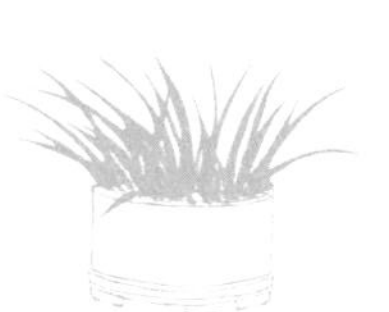

1. 心理素质差或过于敏感的人不要寻求刺激

“恐”字上面的“巩”原本的意思是用牛皮绳勒紧，恐是心里一紧、一抽的那种感觉，还有一种濒死感，就是冠心病、心绞痛发作时的感觉。当你听到恐怖的声音，会打乱心脏正常跳动的节奏和频率，这种恐的感觉是心肌缺血的感觉。

当人在自身阳气充足的情况下，不会被这种阴寒的感觉影响，但如果总是受外界的刺激，比如看恐怖片，就会使阳气逐渐流失。有句话叫“置之死地而后生”，意思是有些肾精足的人，非得把自己置于一个危险、极端的场合中，激发自己的潜能，然后出现快感，因此很多年轻人喜欢冒险。很多人追求刺激、寻求快感去蹦极，结果蹦完后屁滚尿流。还有电影《集结号》里的指导员第一次打仗，被那种血腥的场面吓得屁滚尿流。这都是由于恐怖的感觉伤到了肾。人慢慢适应这些场面，可能会变得坚强起来，但是如果一次把人吓倒了，也有可能终身恢复不了。

这就需要从补肾强志的方面慢慢使他恢复，同时要注意：**第一，心理素质差或过于敏感的人不要寻求刺激；第二，已经受到刺激的人需要慢慢进行心理和身体的调养。**

恐经常与其他字组成词语，比如“恐惧”，惧的意思是受到恐的刺激后眼睛瞪大的状态，这其实是连肝带肾的一种伤害；还有“恐怕”，心主血脉，心应该是红色的，在受到恐的刺激后，心肌缺血的状态就是怕；还有个词叫“恐怖”，意思是开始是心头一紧的恐的感觉，随后那种酥麻冷的感觉散布全身就是怖。在七情里，恐对心的刺激量是最大的。

2. 疾病带来的恐惧会加重患者的病情

疾病带来的恐惧可能会加重患者的病情，是否告诉患者真相取决于患者自身的心理承受能力。有的人心理承受能力差，得知真相后人就垮了，因此该隐瞒的时候就得隐瞒。

恐的情绪会影响心脏，反之，当心肌供血不足，或在冠状动脉堵塞的情况下，人往往会产生一瞬间的恐的感觉。对这种频繁发作出现的恐，要从根上治疗心脏的瘀血问题。

由于压力产生的恐惧有持续性，对心神、心脏造成的伤害很大，所以，人们有时候要学会减压，不要给自己定太高的要求。

被恐伤到脏腑的人需要用些补肾的药，成药里有六味地黄丸、金匮肾气丸、杞菊地黄丸、知柏地黄丸等，分别适用于不同的症状。另外还可以吃一些坚果，比如核桃、松子等，稍微加些盐，还有发酵的豆类。

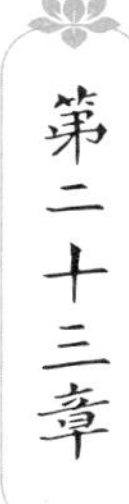

第二十三章

『惊则气乱』：『惊心动魄』『惊魂未定』……

中医把惊归于七情，七情过度变化会伤害心神，古人以平抑七情为养生之道。现代人寻求惊险、刺激，玩的就是心跳，蹦极、冲浪、攀岩、过山车等不一而足，实在是有违自然之道。

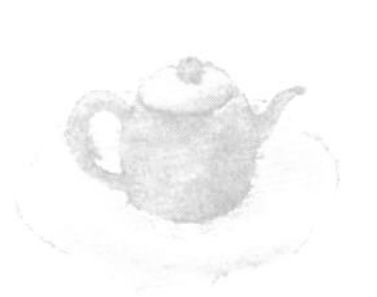

1. 如果心、心包的气血虚弱，人就特别敏感，特别容易受惊

《说文解字》："惊，马骇也。从马、敬声。"形声兼会意，意思是马受到恐骇刺激以后突然跃起、嘶叫、狂奔。马的眼睛大、胆子小，容易受惊。

后来，惊用来指人受到突然的恐吓、刺激后尖叫（惊叫、惊呼、惊叹）、心陡然提起（揪心、心提到嗓子眼）、心跳加速（心惊肉跳）。总体来讲，这是人的心神受到突然刺激、袭扰后出现的不安不定、紧急应变、张皇失措，所以有"惊心动魄""惊魂未定""胆战心惊"之说。神明紊乱导致气行失常，中医总结为"惊则气乱"。

人的神藏于心中，外有心、心包护卫。气血充盈，心和心包坚固的人轻易不会使心神受到外界的滋扰、刺激。即便"泰山崩于后，麋鹿戏于前"也不动心，始终处于安定、归宁的状态。

未有预期、突然发生的声色、事变是惊心的主要原因。惊蛰的春雷可以把冬眠沉睡的动物唤醒；突然的雷声，曹操的英雄之论，惊得刘备把筷子都掉到了地上；恐怖片的剧情、声音、画面惊得观众尖叫连连……突然发生的事会让人惊奇、惊异、惊喜、惊诧、惊呆。

如果心、心包的气血虚弱，无力护持心神，人就变得特别敏感，未必有大的刺激，人也容易被惊扰。有的人会被梦魇惊醒，冷汗不止；有的人不敢独卧，害怕闪电雷声；有的人不敢出行，害怕嘈杂喧闹，闭户塞牖，向隅而泣……

2. 现代人寻求惊险、刺激，实在是有违自然之道

古人审案、说书都用惊堂木（醒木），现代的法庭也用木槌敲击木座，整肃现场听众。这种木头的撞击声的确有效果，不悦耳，但是惊心。

《黄帝内经·素问·阳明脉解篇》说："黄帝问曰：足阳明之脉病，恶人与火，闻木音则惕然而惊，钟鼓不为动，闻木音而惊何也？愿闻其故。岐伯对曰：阳明者胃脉也，胃者土也，故闻木音而惊者，土恶木也。"翻译过来就是，黄帝问道："足阳明胃经脉有问题的人，讨厌见人和火，听到木头击打的声音就害怕、惊恐，而不为敲钟鼓的声音所动，这是为什么？"岐伯回答："足阳明胃无形之中属于土，因为木克土，土恶木，所以听不得敲击木头的声音。"

十人九胃病，一般人多少都有些消化、吸收不良的问题，都会对敲木的声音敏感。有一天看电视，播着华阴老腔《将令一声震山川》，几位关中大汉拨着琴弦，肆无忌惮地扯着嗓子吼着，那叫一个酣畅淋漓。其间一位老者突然搬个凳子跳将出来，用手中的木块敲打凳子，啪啪作响，那叫一个惊心动魄。

中医把惊归于七情，七情过度变化会伤害心神，古人以平抑七情为养生之道。现代人寻求惊险、刺激，玩的就是心跳，蹦极、冲浪、攀岩、过山车等不一而足，实在是有违自然之道。

平时养生，我建议人们睡觉的时候把电话关了，免得深更半夜熟睡的时候被电话铃声惊醒伤神。人们习惯定闹钟叫醒自己，其实也不好，不如睡前静心对自己默念几句该几点起床，到时生物钟自然唤醒为好。

第二十四章 历史

为什么不当良相，便为良医

《黄帝内经》认为一个优秀的大夫，要掌握医道，就必须懂得『道上知天文，下知地理，中知人事，可以长久，以教众庶，亦不疑殆，医道论篇，可传后世，可以为宝』。把对医家的要求与道家的标准等同起来，这是医之通于道，或者医道同源的根本所在。

1. 伊尹是治国的良相，也是中医和厨师的祖师爷

伊尹是建国治国的良相，也是中医和厨师的祖师爷。大禹的儿子启建立的夏王朝建立于公元前 2070 年，经历了 470 年后被商汤取代，协助商汤夺取天下的正是奴隶出身的伊尹。在夺取天下以后，伊尹又辅佐汤的子孙巩固、发展了政权。

发生在伊尹身上的典故很多，比如，“治大国若烹小鲜”“不为良相，便为良医”，伊尹还被民间尊为厨神。伊尹被尊为“商元圣”，正是他撰写的《汤液经法》，奠定了中医方剂学的基础，现在我们仍然在学习和使用的经方就源于此。

伊尹是个弃儿，生下来就被扔在伊水河畔的桑林中，被采桑的女奴隶捡到收养，也成了一个小奴隶。采桑奴隶属于有莘氏，因为伊尹在伊水边被捡到，索性命之为伊，尹是官名，是后来他发达做到尹后，被人称为伊尹，其本名叫挚。他后来还做过阿衡的职位，因此也有叫他阿衡的。

《吕氏春秋》记载：“有侁氏女子采桑，得婴儿于空桑之中，献之其君。”李白的《纪南陵题五松山》：“伊尹生空桑。”《列子 · 天瑞》记载：“伊尹生乎空桑。”《楚辞 · 天问》记载：“成汤东巡，有莘爰极。何乞彼小臣，而吉妃是得？水滨之木，得彼小子。夫何恶之，媵有莘之妇……初汤臣挚，后兹承辅。何卒官汤，尊食宗绪？”

郦道元所作《水经注 · 伊水篇》记载甚详：“昔有莘氏女，采桑于伊川，得婴儿于空桑中，言其母孕于伊水之滨，梦神告之曰：臼水出而东走。母明视而见臼水出焉，告其邻居而走，顾望其邑，咸为水矣。其母化为空桑，

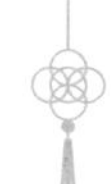

子在其中矣。莘女取而献之，命养于庖，长而有贤德，殷以为尹，曰伊尹也。”

关于伊尹被遗弃的问题，很少有人论及。我认为有两种可能，一种可能是同郦道元的意思，因为发洪水，父母被淹死，留下伊尹挂在桑树上，得以幸免，被采桑女收养。估计此说不大可信，洪水滔天，人人自危，等到水退人回，一个婴儿恐怕坚持不了那么久。

另一种可能就是伊尹是私生子，当然不是身份卑微的奴隶的私生子，估计是奴隶主、贵族的血脉，顾及名声、身份，将孩子遗弃。

2.“治大国若烹小鲜”

作为一个小奴隶，在有莘氏家族长大，伊尹做了厨子。同样是厨子，伊尹硬是做出了不一样的成绩来。这首先得益于伊尹的嗅觉和味觉，后世有个名厨易牙——就是那个把自己的孩子蒸了给齐王吃的家伙，以名菜“鱼腹藏羊肉”创造出“鲜”字的春秋名厨易牙，对味道有着惊人的鉴别力。传说当时某公问孔子：“把水加到水里，味道如何？”孔子回道：“即使将淄水、渑水两条河中的水混合起来，易牙也能分辨出来。”而伊尹的嗅觉和味觉更是了得，这一点在《吕氏春秋 · 本味篇》中有精辟的论述。

其次，伊尹钻研黄帝的“道”，成为大家，并把这些哲学思想运用到烹调中，诸如“物无美恶，过则为灾”，五味调和，君臣佐使，等等，都是伊尹烹调的要义。

再次，“治大国若烹小鲜”，从烹调中感悟治人、治国、调和各种关系的道理。

从此出身贫贱的伊尹，便以非凡的厨艺声名远扬。而且他利用向商汤介绍厨艺的机会，论述治理天下来纵谈他的大智慧。《吕氏春秋 · 本味篇》

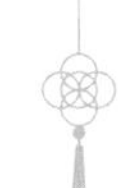

以其精悍铺陈的妙笔惟妙惟肖地再现了伊尹这一番精辟的宏论。

伊尹认为，作为美味的三类动物，生活在水中的气味腥，食肉的气味臊，吃草的气味膻。尽管这三类动物气味各异，但依旧能做出美味佳肴。

怎样做出美味佳肴呢？主要依靠水、火、味的调节，消除腥味、去掉膻味、除却臊味，关键在于掌握火候，转臭为香，务必不要违背用火规律。调味这件事，一定要用甘、酸、苦、辛、咸，但放调料的先后次序和用量的多寡，它的组合是微妙的，都有各自的道理。总之，根据鼎中的变化，掌握火候，把握调料的搁放先后次序和量的多寡，才能获得久而不败、熟而不烂、甜而不过头、酸而不强烈、咸而不涩嘴、辛而不刺激、淡而不寡味、肥而不腻口的美味佳肴。

伊尹从调味开始，谈到各种美食，告诉商汤，要吃到这些美食，就要有良马，成为天子。而要成为天子，就必须施行仁道。

伊尹的这番高论虽在论厨，却意在议政。如果把商灭夏比作一道有待商汤烹饪的最佳美味，伊尹这番庖厨之论正蕴含着深刻的战略指导思想——要依据客观实际，灵活选择不同的策略，以达到战略目标。如果再联系到伊尹灭夏谋略中对战略时机非凡的把握，则不得不让我们佩服这番庖厨高论和伊尹高超的演说。

想夺取天下的商汤，听到伊尹的宏论，知道自己遇上了王佐之才，遂派使者请有莘氏（有莘国的国君）放行伊尹。尽管伊尹特别希望辅佐汤，但有莘氏并不许可，于是为了获得伊尹，商汤便提请要娶有莘之女。有莘氏十分欢喜，便以伊尹为随嫁的侍从陪其女出嫁于商。

奴隶社会是一个等级森严的社会，把一个陪嫁奴隶提拔成类似军师、总参谋长的人物，不是件容易的事。商汤也是煞费苦心，不得已只好求助祈祷神鬼，就在宗庙里为他举行了除灾祛邪的仪式——一边在“桔槔”上烧起古代所说的祓除不祥的火（“桔槔”是一种原始提井水的工具，用一根横木支在木柱上，一端挂水桶，一端系重物，两端上下运动以汲井水），一边在伊尹的身上涂上公猪的血。第二天，商汤举行召见伊尹的仪式，伊尹就正式履任了。商汤拜伊尹为阿衡，从此君臣二人以“伐夏救民”为己任，立誓铲灭无道昏君夏桀残暴的统治。

3. 平天下：一个厨师辅佐商汤灭夏的过程

伊尹为厨，做的一手好菜勾起了汤王的食欲；又借汤王询问的机会，“负鼎俎，以滋味说汤”，介绍天下各地的山珍美味，勾起了汤王夺取天下的欲望。而要夺取天下，致于王道，伊尹又提出了“必修仁德”的战略思想，也就是收买人心。他说：“天子不可强为，必先知道。道者止彼在己，己成而天子成……”也就是说，如果商汤具备了仁义之道，实质也就具备了当天子的条件。

于是就有了网开一面的故事，《史记》记载：“汤出，见野张网四面，祝曰：‘自天下四方皆入吾网。’汤曰：‘嘻，尽之矣！’乃去其三面，祝曰：‘欲左，左。欲右，右。不用命，乃入吾网。’”

故事是说汤王外出打猎时，手下先四面张网，汤王却觉得有点过分了，让手下去掉三面，只留下一面网，并且把祈祷词“愿天下四方的禽兽都进我的网”改为“禽兽们，往左、往右都有活路，那些命中注定该死的就进网里来吧”。

“诸侯闻之，曰：‘汤德至矣，及禽兽。’”在夏桀暴虐荒淫的特定时代，汤王建立了仁德的形象。

夏桀的残暴无道，正好为商汤的仁义之举提供了对照鲜明的参照系。在夏王朝的统治危机中，伊尹认识到民众人心向背对一个王朝统治的重要性。针对夏桀“不务德而武伤百姓，百姓弗堪”的情况，伊尹上任后，对内清政和民，争取获得广大民众的支持；对外施仁伐暴，促使各国、部落归心于商。

战略上取得了成功，但商汤在战术上仍处于劣势。商是夏的属国，原来只占有方圆七十里大小的地方，在政治、军事上均处于不利地位。如何化劣势为优势，转弱为强？这是商汤面临的现实大问题。这时，伊尹提出“治大国若烹小鲜”的战术思想，意思是煎鱼要有耐心，掌握火候；夺取天下也要耐心地等待时机，掌握火候。

为了解情况，把握时机，“伊尹去汤适夏。既丑有夏，复归于亳。”伊尹到夏都阳城待了三年，深入了解了夏的政治、经济和军事情况。为了消除夏桀的疑心，商汤和伊尹还演了一出苦肉计——商汤亲自射伤伊尹，伊尹奔夏。

伊尹在三年的时间内，完成了战略侦察任务，掌握了夏王朝的政治、经济、军事以及地理情况。通过侦察，伊尹一方面认识到夏桀荒淫无道——“不恤其众，众志不堪，上下相疾，民心积怨”，人们盼望夏王朝早日灭亡，夏桀的统治已被人民所弃，危机深重，潜伏着灭亡的危机；另一方面，伊尹积极活动，结交夏桀遗弃的元妃妺（mò）喜，在夏统治集团内进行策反活动，促使其内部分裂。伊尹在夏三年后，回到商亳，向商汤汇报了夏王朝众叛亲离的统治危机，君臣俩盟誓，制定了灭夏的战略目标。

伊尹与商汤并未采取直接兴兵灭夏的军事方略，而是利用商为夏方伯（有征伐诸侯的特殊权力），采取军事打击与政治争取相结合的策略，结交和兼交夏王朝的属国，剪灭其羽翼，扩展自己的实力。居于夏商之间的葛、韦、顾、昆吾都是夏之属国，是夏桀亲近的依靠力量，因而吞并四国成为商军事兼并的当务之急。伊尹采取由近及远、先弱后强、各个击破的方略，剪除夏朝羽翼，使夏处于正面受敌的境地。

商都亳附近的葛，力量较弱，统治不稳，成为商汤兼并他国战争的突破口。然而，商并不是以直接的军事行动来征葛，他们先是抓住葛不祭祀祖先的非礼过错，发动政治攻势，使商的征伐有合法性。而后，商又以助祭为名派人助耕，供给老弱者以酒食，以争取民心，但葛伯不仅不改不祭祖先的非礼行为，反而掠夺商汤送来的酒食，杀死不交出酒食的儿童，其凶残导致大失民心。商汤与伊尹抓住这个机会，兴师问罪，灭掉葛国。然后连续灭掉韦、顾、昆吾三国，占据了兖豫平原，改变了军事力量上夏强商弱的形势，为进一步的战略扩张奠定了基础。

商剪灭四国之后，与夏进行总决战的时机已经成熟，于是汤欲伐桀。然而伊尹却阻止了汤，因为在伊尹看来战机还没有达到最好的时候，他献计“阻乏贡职”为火力侦察，以观夏桀的反应，来捕捉战机，于是商没有进贡。夏桀怒，调集九夷之师要伐汤。伊尹请汤谢罪请服，复入贡职。第二年，商又不供贡职，桀再怒，欲调九夷之师伐汤，但九夷之师却不听从。伊尹见此，乃说：“可以伐夏桀了。”

伊尹不仅在战机选择上立了大功，在决战方向的确定上，他也有高超的智略。商进攻夏桀不是按照商、夏所处自然地理位置，由东向西发动对夏都的正面进攻，而是在伊尹的建议下，“令师从东方出于国西以进”，实行战略迂回，绕到夏都西面，出其不意发动进攻。

进攻之前全军还祈祷盟誓，因为这毕竟是中国第一次属臣推翻君王的行为，于理于法必须有据。伊尹在祭祀上帝和宗庙的时候，发布了战争总动员令，打出了上应天命的旗号，鼓舞了全军的士气。

这篇文章叫《汤誓》，汤曰：“格女众庶，来，女悉听朕言。匪台小子敢行举乱，有夏多罪，予维闻女众言，夏氏有罪。予畏上帝，不敢不正。今夏多罪，天命殛之。今女有众，女曰：‘我君不恤我众，舍我啬事而割政。’女其曰：‘有罪，其奈何？’夏王率止众力，率夺夏国。众有率怠不和，曰：‘是日何时丧？予与女皆亡！’夏德若兹，今朕必往。尔尚及予一人致天之罚，予其大理女。女毋不信，朕不食言。女不从誓言，予则帑僇女，无有攸赦。”

后世的陈胜、吴广，不也是借狐狸之口、鱼腹中的书，来昭示天命，鼓舞士气吗？估计伊尹做得更隆重，规模更可观、更可信一些。

结果，商军势如破竹，夏军仓促应战，败走鸣条。这便是中国军事史上著名的鸣条之战。商汤大胜夏三夷之师，夏桀自焚，夏亡。

4. 为什么甘草被称为“国老”

伊尹不仅富有攻战的谋略，而且在治国上也是一位杰出的贤臣。他在商建国阶段，协助汤和汤的儿子外丙、中壬，汤的孙子太甲，汤的曾孙沃丁治理国家，开创了商王朝五百多年的基业。

《史记》记载：“帝太甲元年，伊尹作伊训，作肆命，作徂后。”《伊训》主要是训诫皇帝的不良行为，包括“三风十愆”，指的是“敢有恒舞于宫，酣歌于室，时谓巫风。敢有殉于货色，恒于游畋，时谓淫风。敢有侮圣言，逆忠直，远耆德，比顽童，时谓乱风。”伊尹规劝：“卿士有一于身，家必丧；邦君有一于身，国必亡。臣下不匡，其刑墨，具训于蒙士。”其中的“比顽童”，就是后世所称的“男风”或“南风”，可是“帝太甲既立三年，不明，暴虐，不遵汤法，乱德”。

“天作孽，犹可违；自作孽，不可活。”这句俗语就出自伊尹对太甲的告诫，大意是说，**如果国家是因为自然灾害造成的损失，还可以挽救；如果是国君自己作乱祸害百姓，那就不可救药了。**此话到今天依旧适用。

“于是伊尹放之于桐宫。三年，伊尹摄行政当国，以朝诸侯。帝太甲居桐宫三年，悔过自责，反善，于是伊尹乃迎帝太甲而授之政。帝太甲修德，诸侯咸归殷，百姓以宁。伊尹嘉之，乃作太甲训三篇，褒帝太甲，称太宗。”

这就是历史上著名的“伊尹放太甲”的故事。康熙皇帝在二次废太子后，为天下举子出考试题目“放太甲于桐宫”，结果在狱中的太子以为康熙有所暗示，以为自己还能像太甲一样被迎回，马上行动起来。谁知圣心难

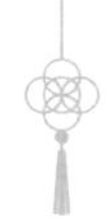

测，落花有意，流水无情，康熙却是试探人心，就此永远废了太子。

当时人们把历经四朝的伊尹誉为国老，家有一老，如有一宝；国有一老，其值无价。现在中医把属性温和、“调和诸药”的甘草，称为“国老”。

“太宗崩，子沃丁立。帝沃丁之时，伊尹卒。”伊尹享年一百岁，当时太甲的儿子沃丁以天子礼把伊尹安葬了，并且重用伊尹的儿子伊陟（zhì）。伊陟继承了父亲的爵位封号，后来也成为商朝的一名贤臣。

伊尹墓位于河南省商丘市虞城县店集乡魏固堆村，距陇海铁路虞城站二十五公里，距京九铁路伊尹站三公里。

墓高三米，周长四十六米。坟墓四周有高大的古柏一百八十余棵，其中有鸟柏一株，枝叶酷似鸟形，据说其年轮花纹也为鸟形，甚为罕见，可能和商族的玄鸟图腾崇拜有关。墓前的伊尹祠原有祭殿、卷棚、钟楼、配房、大门、围墙等，现仅存两座大殿和花戏楼。每逢农历二月二、四月八、九月九，邻近几省的乡民前来赶庙会，人流如云，热闹非常。

5. 异人有异才

话说商朝在覆灭以后，周朝的统治者仍给予商朝的遗民封地，允许他们继续保留宗庙，继续祭祀自己的祖先，这就是后来的宋国。到了战国时期，诸侯纷争，互相兼并，齐国想灭宋国，进军途中齐景公梦见有个人怒斥自己。景公把晏子叫来圆梦，告诉晏子此人的长相，晏子说那个人就是商朝的开国皇帝商汤的军师伊尹。

因为景公伐宋，必将覆灭商汤的宗室，于是伊尹前来申斥，从中我们可以了解伊尹的形象。“齐景公伐宋，至曲陵，梦见有短丈夫宾于前。晏子曰：‘君所梦何如哉？’公曰：‘其宾者甚短，大上小下，其言甚怒，好俯。’晏子曰：‘则如是伊尹也。伊尹甚大而短，大上小下，赤色而髯，其言好俯而下声。’公曰：‘是矣。’晏子曰：‘是怒君师，不如违之。’遂不果伐宋。”

据此记载，伊尹应该是小个子，头很大，红脸，络腮胡，说话时坚定、好弯腰，有点驼背的样子。

6. 伊尹还是大巫师

华夏文明肇始于伏羲，兴盛于黄帝，那时的文化就是一种巫觋（xí，指男巫）的文化。也就是在巫觋沟通下的天人合一、人神交融的宗教文化。

夏朝崇信天命，《尚书·甘誓》是夏西伐有扈氏时在甘地（今陕西户县）发布的动员令。文中说：“有扈氏威侮五行，怠弃三正，天用剿绝其命，今予惟恭行天之罚。”在崇信“天命”的同时，夏朝还继承了原始的先祖神灵和社神的信仰。禹在《甘誓》中对参战的六军将领和战士们说：“（汝）用命，赏于祖；弗用命，戮于社。”意思是说，如果你拼命了，就会在宗庙里受封赏；如果不尽心竭力，就会被杀了祭祖。

商朝人不仅继承了夏朝的“天命”宗教观，商王碰到重大决策，也是通过卜问上帝和祖神行事的。这就是所谓“国之大事，在祀与戎”中的“祀”。

上文提到的《汤誓》记载商汤在“鸣条之野”颁布了伐夏的战争动员令，令中说：“格尔众庶，悉听朕言。非台小子敢行称乱！有夏多罪，天命殛之。”汤为了建立自己的统治地位，用“天命”“上帝”的宗教思想，动员群众发动了这次讨伐夏桀的战争，终于取胜，接着便在西亳（偃师）建立了商朝政权。

《尚书·君奭》记载周公忠告召公时说：“成汤既受命，时则有若伊尹，格于皇天。”即代天言事，也就是说伊尹是代言天命的大巫师。

商王在祭祀祖先时，用五种祀典对上甲以后的祖先轮番、周而复始地进行祭祀。在安阳殷墟王陵区的祭祀场中发现了上千个祭祀坑，武丁时一次使用人牲达数百人。这种情况反映了商王对祖先崇拜的重视，因为上帝既是至上神，又是宗祖神。

大量殷墟甲骨文的发现，向我们昭示了一个在大巫师的领导下的宗教世界。但无论是殷墟遗迹中的人殉与人牲，还是甲骨文中的人牲，都不能简单地归结为专制君主的残暴，而应理解为一种宗教行为，是其所谓宗教祭祀的需要。这在甲骨文中已有记载。

巫师事鬼神，常在磨光的龟甲和牛肩胛骨上钻凿凹缺，用火烧灼，观察其裂纹来占卜吉凶，事后刻在甲骨上，即甲骨文。甲骨文被认为是目前发现的中国最早的一种文字，自 19 世纪末至 20 世纪初，在河南安阳小屯村的殷墟中，发现了约 15 万片甲骨，上面刻有 5000 多个字，其中已知的有卜病内容的为 323 片，415 片卜辞。

伊尹是商朝神道设教“率民事神”的宗教大师，也就是后人所说的颇具人体特异功能的巫师。商代巫师盛行，相传除了有可以交通鬼神的技能外，还可用卜筮来决疑惑、断吉凶。《尚书》中的《盘庚》等文均有这种记载，为后来道教占卜、算卦之源。在殷墟甲骨文中对伊尹有很高的祭礼，即说明了伊尹的地位。

甲骨文有“伊尹”“伊”“伊奭”诸称，又有“黄尹”，亦即伊尹。旧有“巫医不分”“医源于巫”的说法，“医”的异体字写法就是“毉”。商代，巫除了进行祭祀外，也掌握一些药物知识，使用药物治病。

甲骨文记载的疾病约有二十多种，其中大多是按照人的体表部位来区分的，如疾首（头病）、疾目（眼病）、疾耳（耳病）、疾口（口病）、疾齿（齿病）、疾舌（舌病）、疾自（鼻病）、疾项（项病）、疾手（手病）、疾肘（肘病）、疾肱（肱病）、疾身（腹病）、疾尿（尿病）、疾足（足病）、疾膝（膝病）、疾胫（胫病）、疾止（趾病）、疾育（产科病）、疾子（小儿病）等。

甲骨文中记载的疾病也有一些是根据疾病的主要特征得名的，如“疾言”，即说话困难或发音嘶哑；“疥”，因易于结痂而得名；“蛊”，表示腹中有寄生虫；“龋”，为虫蛀牙齿……这说明当时人们对疾病的认识已涉及五官科、内科、外科、妇产科、小儿科。

此外，甲骨文中还有“疾年”“雨疾”“降疾”的记载，“疾年”指多病之年，“雨疾”“降疾”指疾病的发生多如降雨，这些是关于流行性传染病最早的记录。

关于病因，卜辞中记载有四个方面：第一是天帝、祖先所降，第二是鬼神祟祸，第三是妖邪之蛊，第四是气候变化所致。根据对甲骨文的研究，人们发现商朝已出现针刺、按摩、接骨、拔牙以及药物治疗等治病方法。

7. 医道同源

由巫觋（xí，男巫师）文化产生了道、儒等多种宗教和哲学思想，还由此衍生出阴阳术、神仙术、房中术等技能。礼的思想最初也是产生于对祖先、天地、鬼神的祭祀，这就是中国道学和道教的起源，最初的道士、道人就是当时的巫觋，而儒教、儒学也是由此产生。

许慎的《说文解字》说：“儒，柔也，术士之称。从人，需声。”这就是说，“儒”指的是术士，从事祭祀的儒是周初从巫、史、卜、祝中熟悉诗、书、礼、乐的人中分化出专门为贵族服务的人。葛洪的《抱朴子 · 内篇 · 明本》说：“儒者祭祀以祈福，而道者履正以禳邪。”

提到道家，每每称之为“黄老”，就是由黄帝和老子创立的学说。但自黄帝到老子三千年的时间里，却是一片空白。伊尹正是其间的承前启后、继往开来者。

《汉书 · 艺文志》载道家古籍，列第一的就是《伊尹》五十一篇，此书早佚，连《隋书 · 经籍志》也不见著录。但马王堆汉墓出土的帛书《伊尹·九主》佚文，不仅使我们对《伊尹》这部早期道家典籍能有一个粗略的了解，而且证实了道学的产生与天道实密不可分。例如，“无名”“有名”是《老子》之学的一个中心，而《伊尹·九主》认为“名”就是从天道中产生的。其文说：“天乏（范）无（名），复生万物，生物不物，莫不以名。”

所谓“天范”，就是“天道”，即天的本体和天的运行规律，放曰“无名”。“名”既是天道的产物，那么万事万物由此而生，莫不有名。《老子》说：“无名天地之始，有名万物之母。”于此可以找到注脚。伊尹在给汤说滋味的时候，也在讲道，他说：“天子不可强为，必先知道。道者止彼在己，己成而天子成……”记载于《吕氏春秋·本味篇》中。

中医特别强调“人与天地相参也，与日月相应也”，把中医学摆在天地人这样一个大系统中加以研究，究其源，即出于道家。**《黄帝内经》认为，一个优秀的大夫，要掌握医道，就必须懂得“道上知天文，下知地理，中知人事，可以长久，以教众庶，亦不疑殆，医道论篇，可传后世，可以为宝。”把对医家的要求与道家的标准等同起来，这是医之通于道，或者医道同源的根本所在。**

8. 伊尹对中医学的极大贡献：药食同源

伊尹知五味，更善于调和五味，被誉为厨神。以药来防病、治病，就是伊尹的杰作了。

伊尹和商汤谈话时，就讲了许多烹调问题，其中就有“阳朴之姜，招摇之桂”的话。姜、桂既是肴馔中的调味品，也是发汗解表的常用药物。被誉为经方之首的桂枝汤，功能调和营卫，解表散寒。其实就是一碗以桂枝为君，生姜为臣，白芍为佐，甘草、大枣为使的酸辣汤，因此有人认为桂枝汤是从烹调里分出来的最古处方之一。

知五味入五脏，以君臣佐使配伍，以寒热温凉调性，把旧有的单味药

治病，发展到方剂治病，是伊尹对中医学的极大贡献。在药物剂型上，商代已有治病用的药酒，并有所谓伊尹创制汤药的说法。他发明的汤药为药物相互配合后降低毒性，提高药效，并由生药向熟药过渡，迈出了可喜的一步。

晋朝历史学家皇甫谧在《针灸甲乙经》自序云：“伊尹以亚圣之才，撰用《神农本草》以为汤液。”《资治通鉴》载，伊尹著有《汤液本草》。

敦煌卷子有梁陶弘景《辅行诀脏腑用药法要》云：“商有圣相伊尹，撰《汤液经法》三口（按此当为“卷”字），为方亦三百六十首。上品上药，为服食补益方者百二十首；中品中药，为疗疾祛邪之方，亦百二十首；下品毒药，为杀虫辟邪痈疽等方，亦百二十首。凡共三百六十首也。实万代医家之规范，苍生护命之大宝也。今检录常情需用者六十首，备山中预防灾疾之用耳。检用诸药之要者，可默契经方之旨焉。”

又云：“汉晋以还，诸名医辈，张机、卫汜、华元化、吴普、皇甫玄晏、支法存、葛雅川、范将军等，皆当代名贤，咸师式《汤液经法》，愍救疾苦，造福含灵。其间增减，虽各擅其异，或致新效，似乱旧经，而其旨趣，仍方圆之于规矩也。”

又云：“张机撰《伤寒论》，避道家之称，故其方皆非正名也，但以某药名之，以推主为识耳。”

伊尹始创以陶器煎中草药，使中草药不仅服用方便，而且降低了毒副作用，显著增加了疗效。

第二十五章

真正的中医是什么样子

中医治病讲究整体观念，反对头疼医头，脚疼医脚。因此，中医没有像西医那种精细的分科，一个好的中医大夫就应该是一个把握全局的全科大夫。

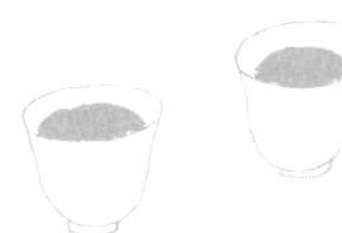

1. 扁鹊非常人，从小就懂如何待人接物

扁鹊是传说中生活在黄帝时期的一个名医，传说他人身鹊尾，善于用针，技艺高超。后来人们把春秋战国时期的名医秦越人比喻为扁鹊，叫来叫去，扁鹊就成了秦越人的专有名称。

扁鹊的事迹主要被司马迁记录在《史记》中，从中我们可以一睹这位名医的风采。其他散见于诸子百家的论述中，也可以帮助我们了解、认识扁鹊。

扁鹊是河北任丘人，生活在春秋战国时代，由于人们把许多名医的故事都记在扁鹊身上，使得扁鹊的事迹绵延了三百多年，让人觉得扁鹊活了三百多岁，其实不然。

扁鹊起初只是个小旅馆的头儿，迎来送往，阅人无数，倒是练出了好眼力见儿。某天馆里住进了一位老者，扁鹊觉得此人不俗，便加倍小心谨慎伺候着，这么过了好几年。终于有一天，老人把扁鹊叫进去说："这么多年了，我一直在观察你，觉得你的人品、悟性不错。我是个大夫，人们都叫我长桑君，现在我老了，想把毕生所学所得传授给你。"扁鹊欣然从命，从此随长桑君学艺。

长桑君口传心授，耳提面命，扁鹊勤学苦练，几年以后，基本可以出师。斋戒沐浴后，收集了上池水（非天水，非地水，而是天地之间的露水，北海琼岛有金铜仙人举铜盘承露），扁鹊用它服用了老人配制的药物，加上平日的训练，从此扁鹊就能看见墙那边的人，给人看病，脏腑经络、郁结阻滞一清二楚。老人还传授给扁鹊"禁方"数卷，然后老人就忽而不见，司马迁评价"殆非人也"，意思是不是一般人。

关于《史记》中记载的扁鹊和长桑君的特异功能，后人斥之为无稽之谈，简单以唯心主义加以否定。其实古人巫医不分，从长桑君传授扁鹊的经过来看，其神秘、严谨程度，以及特殊神通来看，巫觋的成分还是很浓。如果否定了这些神通和特异功能，其实也就否定了中医理论和实践。经络是怎么被发现的？其实就是巫医们练功时，反观内照看到的。

关于扁鹊的“特异功能”，还有一个佐证就是韩非子的《扁鹊见蔡桓公》：“扁鹊见蔡桓公，立有间。扁鹊曰：‘君有疾在腠理，不治将恐深。’”扁鹊站了一会儿，就做出了诊断，凭的就是望诊的功夫，结果就看到了疾病发展的层次和阶段——“在腠理”“在肌肤”“在肠胃”“在骨髓”。最后“扁鹊望桓侯而走”，就是因为看到了病势发展到了骨髓，无可救药，只好转身逃走。

后来扁鹊不愿意过于张扬，又发明了号脉的办法，不过看病就是看病，望诊足够了，司马迁说扁鹊“特以诊脉为名耳”——只不过拿诊脉当作幌子罢了。

2. 扁鹊可以通过望诊，尽见脏腑症结

现在的很多中医已经不伦不类，学习已经不是口传心授的师徒制了，而是放羊似的“大波轰”。临床实践早已名存实亡，望闻问切的幌子也不打了。自己无能，还否认历史上有能力的人。

前面扁鹊可以通过望诊，尽见脏腑症结。但有人说这岂不是X线机？当然不是，不过这是区别中医、西医很关键的问题，不妨先说道说道。

我们知道有形的东西对光线会产生反射和折射，于是就产生了象，我们称之为“形象”；无形的东西通过作用于有形的物体，间接成象，我们把它称为“气象”。空气无形，你看不见，但是通过飞沙走石，扬尘舞旗，体现了它的存在。风动，旗动，心动——就是这么个过程，“朝晖夕映，气象

万千”——就是这个道理。

中医一说气，大家都犯晕。其实，大家都知道力，物理学的定义是物体间的相互作用，它一样是看不见、摸不着，但又是客观存在。气和力一样，比如一支足球队在开赛之前，十一名队员只是独立的个体，作为一支队伍而言是没有气的；但是当哨声一响，开踢的时候，就是他们互相呼应配合的时候，气就出现了，也就是说他们之间产生了相互作用。而我们看到的就是他们的气象，常常形容他们打出了气势，打出了风格，这就是气。

再比如我们去朋友家做客，感到人家的气氛温馨、和睦，这也是夫妻相互作用产生的气象，我们看不见、摸不着，但感觉得到。外国元首来了，要检阅三军仪仗队，我们展现的也是一种气，对方看到的就是气象。当年项羽之所以摆下鸿门宴，就是因为范增看到了刘邦的军队有龙虎气，有五彩气，这也是气象。我们说某个女子的气质好，也是在说她的气象，比如谈吐、举止、行为、做派，而不是说她的形象——花容月貌、丰乳肥臀。

人活一口气，这个气也是无形的，但它一样可以通过作用于有形的人体器官组织来体现自己的存在。我们对人的描述大多是描写气象，比如威风凛凛、杀气腾腾、喜气洋洋，说某人很丧气、很晦气、很霸气，等等。作为医疗实践，经过训练的中医大夫，对人的气象的观察更细微、深入一些。扁鹊的望诊功夫就是这样，通过观察有形的组织器官的运动变化，间接感知气的状态，而不是真的看到了有形的脏腑和无形的气。我们欣赏音乐会，也许听不出什么，但指挥家却能准确地指出某个乐手的音符和节奏的错误。这就是专家和普通人的区别，说是特异功能吧，也不是，借用卖油翁的一句话：“无他，但手熟尔。”

形而下，有形有象，看得见，摸得着，容易被人们理解接受。吃饭要吃能把肚子撑满撑大的实实在在的东西，花钱买东西也要买个沉甸甸的，落个踏实。有的人看病，宁愿花十块钱挂号，买一百块钱的药，即便吃了不好，也觉得东西在那儿；不愿意花一百块钱挂号，买十块钱的药。谈恋爱搞对象，看重女子脸蛋、身材的人多，看重男子房子、汽车的人多，欣赏气质、神韵的人少。

形而上的东西，至于什么气，什么阴阳、思想、意见等看不见、摸不着的东西，很难让人相信、接受。因此，我们也就明白蔡桓公为什么拒绝治疗，扁鹊为什么要以诊脉为名了。

扁鹊出师以后，周游列国，名闻天下，各国王公贵族纷纷请他看病，这样就在史书上留下了很多珍贵的记述，从中我们可以一窥扁鹊的思想和医术。

3. 中医治病救人的奥秘：依靠患者的自愈能力——生机

早期巫医不分，扁鹊的治疗有很浓重的巫的痕迹，注重沟通神明。晋国大夫赵简子专国事，有篡夺晋国最高领导权的野心。某日赵简子突然病倒了，五日不省人事，大臣们都很担心害怕，“于是召扁鹊。扁鹊入视病”，出来告诉大家：“患者血脉调和，没有大事。秦穆公曾经如此，七天以后自然就醒了。”

众人不解，扁鹊进一步解释：“这叫灵魂出窍，他去仙境神游了。秦穆公去的地方很欢乐，还接受了上天的旨意，上天说：‘晋国且大乱，五世不安。其后将霸，未老而死。霸者之子且令而国男女无别。’后来晋国果然出现了献公之乱，文公之霸，襄公败秦师于殽而归纵淫，完全应验了秦穆公的预言。你们主君之病与之同，不出三日一定会苏醒，苏醒以后一定会说一些对将来的预言。”

过了二日半，简子果然醒了，对诸大夫说：“我去了一个特别好玩的地方，与百神游于钧天，广乐九奏万舞，不类三代之乐，其声动心。有一熊想吃我，上帝命我射之，我射死了。有罴来，我又射之，中罴，罴死。上帝告诉我：‘晋国即将衰落，到第七世就完了，由我取而代之。’”大臣们把扁鹊说的话告诉了简子，简子称赞其为神医，赐给扁鹊田四万亩。

扁鹊路过虢国时，听说虢太子死了，扁鹊至虢宫门下，问负责给太子看病的太医：“太子得了什么病？我看到整个国家都忙着准备办丧事。”太医回答：“太子病血气不时，交错而不得泄，暴发于外，则为中害。精神不能止邪气，邪气畜积而不得泄，是以阳缓而阴急，故暴蹶而死。”扁鹊又问：“什么时候死的？”太医回答：“鸡鸣至今。”扁鹊又问：“收殓入棺了吗？”太医回答：“还没，因为死了还不到半日。”

扁鹊于是说：“麻烦您禀告大王一声，我是齐渤海秦越人也，现在住在郑国，没有机会为大王做点什么，闻太子不幸而死，我能救活他。”

太医说：“老先生，你开玩笑吧？说什么太子可生也！我听说上古之时，有位神医叫俞跗，治病不以汤液醴洒，镵石挢引，案抏毒熨，一拨见病之应，因五藏之输，乃割皮解肌，诀脉结筋，搦髓脑，揲荒爪幕，湔浣肠胃，漱涤五藏，练精易形。你老先生要是能这样，则太子可生也；要是没这本事，还是回家哄小孩去吧。”

就这么耗了一天，扁鹊仰天长叹：“你这种人看病，就像是以管窥天，以郄视文。我给人看病，不待切脉、望色、听声、写形，就能说出病之所在。闻病之阳，论得其阴；闻病之阴，论得其阳。病应见于大表，不出千里，决者至众，不可曲止也。您要是不信我的话，那就进去再看看你们的太子，你会闻其耳鸣而鼻张，摸摸他的两条腿和阴部，还是温呼呼的。”

太医听了扁鹊的话，惊得目瞪口呆，张口结舌，赶紧禀报虢君。虢君闻之大惊，出见扁鹊于中阙，曰：“久仰您的大名，只是无缘相见。先生过小国，幸而举之，偏国寡臣幸甚。有先生则活，无先生则弃捐填沟壑，长终而不得反。”

虢君的话没说完，就泣不成声，流涕长潸，悲不能自止。

扁鹊安慰道："贵太子病，所谓'尸蹶'者也。人体的阴阳之气、寒热之气本来应该遵循一定的规律和次序，保持平衡，阳热之气本来应该发散于外，阴寒之气本来应该固藏于内。如果二者彼此隔绝，颠倒了位置，就会出现尸蹶，外表看起来像尸体一样冰凉。高明的大夫知道，尽管患者的外表冰冷，可是体内还是有阳气，有生机；功夫不到家的大夫，就以为人死了。

扁鹊马上让弟子子阳磨砺针和砭石（一种石制的刀具，用以割刮），自己亲自循经取穴治疗，用砭石刮削外三阳经，砭石取的不是某个穴，而是取外三阳这一片。然后针刺人迎穴——针刺颈动脉搏动处，这需要很高级的手法。果然过了一会儿，太子就苏醒了。扁鹊又让学生子豹为患者做热敷，还煎好汤药给患者灌下，太子就能坐起来了。随后在扁鹊的精心照顾、调理下，二十天后太子就完全康复了。

从此天下都说扁鹊能起死回生，但是扁鹊说："越人非能生死人也，此自当生者，越人能使之起耳。"扁鹊的话不是客气、谦虚，他说出了中医治病救人的奥秘——**中医治病是依靠患者天赋的防病治病的自愈能力，也就是所谓的生机，离开这一点，再高明的大夫也不会有所作为。**

4. 一个好中医应该是一个把握全局的全科大夫

"扁鹊闻名天下"，他不仅为王公贵族治病，更关心民间疾苦。在赵国邯郸，当地妇人金贵，他就当起了妇科大夫；"过洛阳，闻周人爱老人"，即为五官科大夫；来秦国入咸阳，"闻秦人爱小儿，即为小儿医：随俗为变。"

中医治病讲究整体观念，反对头疼医头，脚疼医脚。因此中医没有像西医那种精细的分科，一个好的中医大夫就应该是一个把握全局的全科大夫。

扁鹊到秦国为秦武王治病，查看病情以后，扁鹊出殿准备针砭。孰料此时秦太医令李醯向秦王进言："君王的病在耳朵的前面，眼睛的下面，治疗它未必能好啊！搞不好会使眼睛看不清楚，耳朵听不明白。"

秦武王半信半疑，等到扁鹊到来提出了疑问。扁鹊愤怒地将针砭掷在地面，对秦武王说："君王不和懂得医道的人商量治病，却和不懂得医道的人商量是否可行。倘若君王将来这样执掌秦国的政治，国家就要一举灭亡了！"秦王听了很惭愧，接受了治疗，果然痊愈。

谁知这样说得罪了小人太医令李醯，他自知技不如扁鹊，又被扁鹊在秦王面前当众羞辱，于是怀恨在心，恼羞成怒，派刺客把扁鹊刺死在离秦归国的路上。扁鹊在秦国遇害后，家乡人民（赵封扁鹊四万亩土地）悲痛万分，派人西入秦，盗来扁鹊的头颅葬在太行山东麓，河北省邢台市内丘县境内的鹊山脚下，襄水河畔，村也命名为神头村，并修起了祈祷、祭祀扁鹊的扁鹊庙。

扁鹊的弟子很多，扁鹊的学术思想因此得以流传。中医重要的典籍《黄帝八十一难经》，相传就是扁鹊的著作，书中以问难的形式，详细解释了学习《黄帝内经》的疑难问题，以及在《黄帝内经》中忽略和省略的内容，特别论述了奇经八脉和中医脉诊。司马迁说："至今天下言脉者，由扁鹊也。"

我赞曰："独饮上池水，自见垣外人。曲高和自寡，才极妒也深。心中虽了了，世事何昏昏。生死皆有命，何必去认真。"

5. 华佗在内科、外科、妇科、儿科等各科，创造了许多医学奇迹

神医华佗闻名天下，几乎家喻户晓，得益于小说《三国演义》中讲述的华佗为关公刮骨疗毒的故事广泛传播。虽然故事纯属虚构，但历史上华佗与之相比也毫不逊色。华佗深入民间，足迹遍布中原大地和江淮平原，在内科、外科、妇科、儿科等各科的临证诊治中，创造了许多医学奇迹，尤其以创麻沸散（临床麻醉药）、行剖腹术闻名于世。后世每以“华佗再世”“元化重生”称誉医家，足见其影响之深远。

华佗，字元化。“佗”是负载之意，“元化”是化育之始的意思。

“沛国谯人也”，具体是在今安徽亳州城北十里的小华庄，这个地方曾经是殷商早期的都城，我评议过的医史人物——开国商相伊尹定都于此。西周灭商以后，把殷商的贵族遗民又安置在这里，国号为宋，因此这里也是春秋时期宋国的首都。

亳州是中国著名的药都，地道药材“亳芍”“亳菊”闻名天下，由于历史悠久，交通便利，亳州也是各种名贵和普通中药材的集散和批发地。不厌其烦地讲述这些，是想突出这里的思想文化渊源和积淀对华佗的影响，特别是巫觋、医药学文化对华佗的影响。

华佗故里的香火鼎盛，余烟未熄。每年的农历九月初九，相传是华佗的生日，小华庄的华佗庙中都要举行隆重的祭祀活动。可惜华佗和时下的许多明星一样，我们只知其生日、星座，不知其年龄。华佗被曹操杀害的时间有确切的记载——东汉建安十三年（公元 208 年），根据《后汉书·华佗传》，有华佗“年且百岁而犹有壮容，时人以为仙”的记载，华佗活了九十多岁，由此往上推算九十年，华佗大约是出生在公元 110 年以后，距今约一千九百多年了。

华佗的青少年时期是东汉末年，正值汉桓帝、汉灵帝之际，外戚宦官交替专权，朝纲不正，政出私门，卖官鬻（yù）爵，贿赂公行。年轻时的华佗在家乡小华庄养鱼、种花，研究以道家为主的诸子百家的哲学思想，《三国志·华佗传》说他“兼通数经”“晓养性之术”。

当时朝廷中的一些有识之士，对华佗的品行、学识很为赏识，太尉黄琬要征辟他为官，沛相也荐举华佗为孝廉，他都婉言谢绝了，自己选择了“游学徐土”——到现在的江苏、山东一代拜师学习。具体的师承授受关系不清楚，但游学回来的华佗就开始在小华庄挂牌看病了。由于医术精湛，声名远播，不久华佗就进亳州城开了医馆。

6. 华佗辨证施治，因人而异，对症下药

从史书上记载的病例来看，华佗非常注重辨证施治，因人而异，对症下药。

一日，有军吏二人俱身热头痛，症状相同，但华佗的处方却大不一样，一用发汗药，一用泻下药，二人颇感奇怪，但服药后均告痊愈。原来华佗诊视后，已知一为表证，用发汗法可解；一为里热证，非泻下难于为治。这就是后世中医常说的“同病异治”。

又有督邮顿某，经治疗后自觉病已痊愈，但华佗经切脉告诫他：“君疾虽愈，但元气未复，当静养以待完全康复，切忌房事，不然将有性命之虑。”其时，顿妻闻知夫病已经痊愈，便从百里外赶来看望。当夜，顿某未能慎戒房事，三日后果病发身亡。

另一患者徐某因病卧床，华佗前往探视，徐某说：“自从昨天请了个大夫针刺胃管后，我便咳嗽不止，心烦而不得安卧。”华佗诊察后说：“误矣，

针刺未及胃管，误中肝脏，若日后饮食渐少，五日后恐不测。”后果如所言而亡。

某郡守患疑难症，百医无效，其子来请华佗，陈述病情，苦求救治。华佗来到患者居室，问询中言语轻慢，态度狂傲，索酬甚巨，却不予治疗而去，还留书谩骂。郡守原已强忍再三，至此大怒，派人追杀，踪迹全无。愤怒之下，吐黑血数升，沉疴顿愈。原来这是华佗使用的一种心理疗法——利用喜、怒、忧、思等情志活动调理机体，以愈其疾。

当时蛇虫咬伤和寄生虫病比较普遍，华佗在路上遇见一位患咽喉梗塞的患者，吃不下东西，呻吟着十分痛苦。华佗走上前去仔细诊视了患者，就对他说：“你向路旁卖饼的人家要三两蒜泥，加半碗酸醋，调好后吃下去，病自然会好。”

患者按他的话，吃了蒜泥和醋，立即吐出一条像蛇一样的寄生虫，病真的好了。患者把虫挂在车边去找华佗道谢，华佗的孩子恰好在门前玩耍，一眼看见就说：“你一定是我爸爸治好的患者。”患者走进华佗家里，见墙上正挂着几十条“虫蛇（像蛇一样的寄生虫）”。华佗的店铺没有招牌，单是墙上悬挂的“虫蛇”就把人们吸引过去了。

当然，华佗最著名的还是他的麻醉和手术。现在人们以为中医好像只会开方、扎针，动手术是西医的事。其实不然，在远古的时候就有一位神医叫俞跗，他“治病不以汤液醴洒，鑱石挢引，案扤毒熨，一拨见病之应，因五藏之输，乃割皮解肌，诀脉结筋，搦髓脑，揲荒爪幕，湔浣肠胃，漱涤五藏，练精易形”。其实，他就是中医外科的鼻祖。

7. 华佗对中医学的伟大贡献：麻沸散、五禽戏、针灸理论

◎麻沸散的使用，大大提高了外科手术的技术和疗效，并扩大了手术治疗的范围

春秋战国时期的扁鹊，还为两个人做过换心手术。《列子 · 汤问》记载："扁鹊遂饮二人毒酒，迷死三日，剖胸探心，易而置之；投以神药，既悟如初。二人辞归。"这种麻醉的"毒酒"就是华佗发明的麻沸散的前身，"麻沸"的发音和后来的"吗啡"同音，不知是巧合还是有联系。

华佗总结了这方面的经验，配制了特殊药物，使患者不觉手术痛苦，而且手术部位的肌肉组织也能放松，更可贵的是药物没有剧烈的毒副作用，不伤害人的神志意识，手术完毕就恢复如常。**麻沸散的使用，大大提高了外科手术的技术和疗效，并扩大了手术治疗的范围。**

可惜后来麻沸散的配方失传了。根据中医师承授受的传统，一般最宝贵的东西大多是老师在临终前交给最信赖的学生，由于后来华佗在狱中被害，因此生前没来得及传授。我分析另一个原因就是由于麻沸散的特殊功能，既能用来做手术救人，也能当蒙汗药谋财害命，即使华佗传授了，弟子们也不会公之于众，写之于书，渐渐地也就湮没了。

据日本外科学家华冈青州的考证，麻沸散的组成是曼陀罗花一斤，生草乌、全当归、香白芷、川芎各四钱，炒南星一钱。

自从有了麻醉法，碰到手术适应证，华佗就叫患者先用酒冲服麻沸散，等到患者麻醉后没有什么知觉了就施以手术，剖破腹背，割掉发病部位。如果病在肠胃，就割开洗涤，然后加以缝合，敷上药膏。四五天伤口愈合，一个月左右病就全好。

华佗在当时已能做肿瘤摘除和胃肠缝合一类的外科手术。一次，有个

推车的患者曲着脚，大喊肚子痛。不久，气息微弱，喊痛的声音也渐渐小了。华佗切他的脉，按他的肚子，断定患者患的是肠痈。因病势凶险，华佗立即给患者用酒冲服麻沸散，待麻醉后，给他开了刀。这个患者经过治疗，一个月左右病就好了。华佗的外科手术得到历代的推崇。

◎五禽戏是一套使全身肌肉和关节都能得到舒展的医疗体操

华佗对中医学的另一个伟大贡献是发明和推广五禽戏。**简单地说，五禽戏是一套使全身肌肉和关节都能得到舒展的医疗体操；复杂地说，五禽戏是源于上古巫的“乞神”的舞蹈，是调形态、调气机、调神志的气功导引之术**。动作是模仿虎的扑动前肢、鹿的伸转头颈、熊的伏倒站起、猿的脚尖纵跳、鹤的展翅飞翔等。相传华佗被曹操扣在许昌时，天天指导许多瘦弱的人在旷地上做这个体操。

华佗说：“流水不腐，户枢不蠹，人体经常运动，用以除疾，并利蹄足，以当导引。体有不快，起作一禽之戏，沾濡汗出，因上著粉，身体轻便而欲食。”华佗的学生吴普通过练习五禽戏，活了九十多岁，耳不聋，目不眩，“牙齿完坚，饮食无损”。吴普快九十岁还给皇帝做示范表演，“魏明帝呼之，使为禽戏，普以年老，手足不能相及，粗以其法语诸医。”

五禽戏直到现在还广为流传。1997 年我在美国堪萨斯州的时候，有幸遇到国学泰斗周稔丰教授，老先生不遗余力，倾囊相授，教会了我五禽戏，使我受益匪浅，在此记述，以谢恩师。

◎华佗的图绘是历史上第一份经络穴位图谱

华佗在针灸理论技术方面也有伟大贡献，《内照图》就是华佗在养性修炼中，通过反观内照，记录下来的人体经络循行的图谱。以往的医学著作《黄帝内经》等对经络只有文字描述，华佗的图绘就是历史上第一份经络穴位图谱。

华佗还发明了有效的经外奇穴，现在仍被大夫们推崇和使用的华佗夹脊穴。在技术方面，普通大夫都不敢在人的胸腹部扎针，或深度进针，而华佗的学生樊阿可以在患者背部进针两寸，在剑突下的巨阙穴进针五六寸，治愈了许多疑难杂症，这完全得益于精通人体解剖的华佗的教诲。

史书记载华佗“若当针，亦不过一两处，下针言‘当引某许，若至，语人’。病者言‘已到’，应便拔针，病亦行差。”

◎华佗对中药方剂的贡献也是巨大的

华佗对中药方剂的贡献也是巨大的，《三国志·华佗传》记载：“其疗疾，合汤不过数种，心解分剂，不复称量，煮熟便饮，语其节度，舍去辄愈。”他的医疗经验、理论认识和学术思想，基本完整地保存在他的两个学生吴普和李当之分别撰写的《吴普本草》和《李当之药录》中。这两本书被认为是继《神农本草经》后中药的集大成者。

我们现在仍在使用的用温汤热敷治疗蝎子螫痛，用青苔炼膏治疗马蜂螫后的肿痛，用紫苏治食鱼蟹中毒，用白前治咳嗽，用黄精补虚劳，特别是用春三月的茵陈蒿嫩叶疗黄疸和疟疾，等等，都是华佗的医疗经验。

8. 曹操处死华佗后，自己的下场也很惨

华佗中晚年时期战乱迭起，民不聊生，居无定所，只能四处游方，为人治病。《三国志》《后汉书》《华佗别传》等史书所记，华佗确曾到过彭城、丰、沛、盐城、东阳、山阳、朝歌、许都、甘陵、河内、东城、广陵及邺等地。上述地区包括现在的安徽、江苏、山东、河南、河北、陕西等省。在当时的历史条件下，华佗的足迹遍及大河上下，淮河两岸的广大区域。华佗为民众解除疾苦，故上述地区如徐州、沛县、杨州、许昌等为感华佗之德，多建有庙、墓等纪念华佗。

医术高超的华佗当然免不了被统治者半是邀请、半是挟持去诊疗疾病。当时统治中原的是奸雄曹操，曹操常发生剧烈头痛，请了很多大夫治疗，疗效甚微。华佗应召前来诊视，在曹操背部的膈俞穴进针，曹操片刻便脑清目明，疼痛立止，曹操十分高兴。但华佗却如实相告："此病乃脑部痼疾，针刺只能缓解一时，不能根除。"生性奸诈多疑的曹操怀疑华佗的诚意，认为他故弄玄虚，恨恨地想"小人养吾病，欲以自重"，于是把华佗留在身边，专门为自己治病。这一留就是六年多。

华佗禀性清高，不慕功利，不愿做这种形同仆役的侍医。另外，医者父母心，常怀仁德。但曹操为人凶狠残暴，为报父仇，讨伐徐州的陶谦，坑杀徐州百姓数万人，尸体壅塞，"泗水为之不流"，接着又连屠取虑、夏丘诸县，所过"鸡犬亦尽，墟邑无复行人"。

徐州是华佗早期学习、后期行医和居住之地，他与百姓休戚与共，内心岂不愤慨！他"去家思归"，推说回家乡找药方，一去不返。曹操几次写信要他回来，又派地方官吏去催。华佗推说妻子病得厉害，不肯回来。曹操为此大发雷霆，专门派人到华佗的家乡去调查，他对派去的人说："如果华佗的妻子果然有病，就送给小豆四十斛，宽假限日；要是"虚诈"，就逮捕治罪。"华佗因此被抓到许昌。

曹操头痛时好时坏，反复发作，就逼着华佗为他除根。华佗据实相告："丞相的病根在于颅内有瘀血，针刺只能缓解一时。如果想完全治愈，只能让我剖开头颅，把颅内瘀血取出。"曹操一听勃然大怒，指着华佗厉声斥道："头剖开了，人还能活吗？"曹操断定华佗是在敷衍他，甚至要谋害他，就把华佗关到牢里去。曹操说："然吾不杀此子，亦终当不为我断此根原耳。"意思是我不杀你，你也不会为我除根，干脆杀了算了。

曹操的一位谋士请求说："佗术实工，人命所悬，宜含宥之。"意思是说，华佗是个有真本事的大夫，人命关天，应该保全宽恕。曹操不听，说："不忧，天下当无此鼠辈耶？"意思是说，我就不信世界上离不开这种人。

华佗把自己的医疗经验整理成一部医学著作，名曰《青囊经》，临死前身边无人，华佗把它交给狱卒，说："此可以活人。"没想到，这个狱卒害怕，不敢接受。华佗只好忍痛说："索火烧之。"

华佗死后，曹操继续遭受头痛的折磨，次年冬天他最钟爱的儿子曹冲（就是那个聪明绝顶，知道如何称出大象体重的儿子）病危，从不认错、说软话的曹操也不由得发出悲鸣："吾悔杀华佗，令此儿彊死也。"意思是如果华佗活着，我儿就不会病死。

许昌当地人把华佗安葬在许昌东郊清异河边。江苏徐州有华佗纪念墓，沛县有华祖庙，庙里有一副对联写得精辟、深刻："医者刳腹，实别开岐圣门庭，谁知狱吏庸才，致使遗书归一炬；士贵洁身，岂屑侍奸雄左右，独憾史臣曲笔，反将厌事谤千秋。"

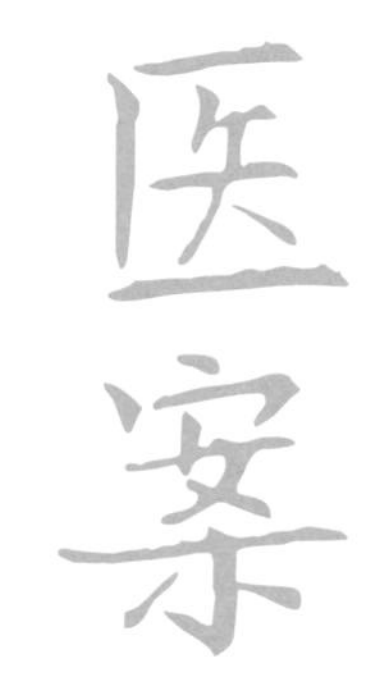

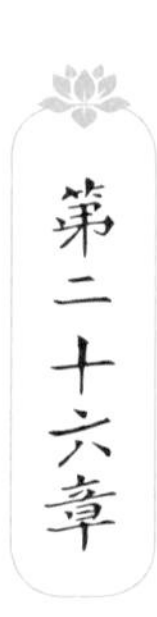

保卫子宫

如果只关注树上结的果子，而不去解决树干和树根，也就是根本问题，那树上的果子会层出不穷。

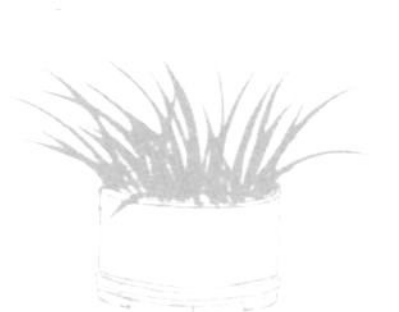

大夫接诊的每个患者都是一道考题，疗效就是考分。我每天都在复习，几乎天天在应考。

1.“癌前病变”一词含义模糊

2011 年 10 月 28 日下午，我接诊了一位新患者，陪患者来的有三位同伴，都是中医爱好者，国学堂的粉丝。因挂不上号就一起来了，目的是想见见我本尊活人，另外就是想伺机加个号看看。人之常情，可以理解，她们看我接诊患者一个接一个毫无喘息空闲的功夫，就没坚持要求。直到门诊即将结束，其中一位挺身而出，说不为自己，要为她的朋友求个情——同行的那位因为被医院诊断为癌前病变，明天就要去做子宫切除手术。而她们相信中医，不愿意她朋友年纪轻轻就被切除了子宫。

这几个人叽叽喳喳，先是给我戴高帽子，然后就是道德绑架，言外之意就是我今天要是不给看病，就是没有医德、灭绝人性，那患者的子宫被切除的账就会算在我头上。其实，我早就注意到了在候诊室静静坐了一下午的那位女士，一身黑衣，满脸悲愁，眼周水肿。正好有位预约的患者临时取消，我就答应为这位不速之客看看。

这位女士于 2011 年 6 月做过人流手术，7 月月经恢复以后一直出血不止，或崩或漏，淋漓到现在，已经三个月。在某医院取组织活检，病理报告为癌前病变，建议立即手术切除子宫，手术日期就定在看病的第二天。

我仔细检查了患者的冲任二脉，感觉脐上冲任脉严重瘀阻，而小腹空虚如棉，下焦并没有癌瘤之阴实症候。随即我就告诉患者，我不大同意医院的诊断，而且“癌前病变”一词含义模糊，不能成为切除子宫的依据。我建议明天的手术取消，再去另一家医院做检查，等结果出来以后再做决定。

我的诊断是手术伤了子宫包络，由于患者自身的冲任脉瘀血凝滞，自我修复能力差，导致不停出血。这个病也算是上实下虚，用针刺和中药是能治好的。

患者听罢，立马心安！另外，我又根据上腹瘀血的情况，指出了患者没有说的症状和病痛，有胃痛、失眠、情绪异常等，患者不由得以泪洗面，连连称是。点穴、针刺治疗的时候，患者剧痛难忍，称比生孩子还疼。我也没留情，泻实补虚。处方不只用止血收敛药，而是以泻心补肾为主，还加了活血药。治疗之后，患者忍着疼痛，千恩万谢走了。

2. 患者被诊断宣判的多个疾病，在中医看来其实是一个病

十二天后，我一进厚朴办公室的大门，看见地上码放着八袋盘锦大米，一问才知道是这位患者从老家托运来的。我想肯定是人家感激我破例加号看病的，子宫切没切，病好没好，我也不知道。

两天后患者来复诊，我一看她满面春风，喜气洋洋，完全换了一个人似的。她的朋友先复诊，上来没说自己的病，而是说她朋友的事："哎呀妈呀，您可太神了，上次您扎完针，她就不漏了。"

患者复诊的时候，我特意追问了一句："是扎完针不漏血了，还是吃完我的中药不漏血了？"患者肯定地说是扎完针就不漏血了，第二天取消了手术，接着又吃中药，两周没有出血，今天又有些见红，但感觉是正常的"例假"恢复。去某医院检查，人家也否定了癌前病变的诊断，但什么也没说，只说是出血待查。患者说："幸亏您给我诊治，让我保住了子宫，不然还得戴上癌症的'帽子'，接着去化疗、放疗，这辈子就完了。"

患者上腹的瘀血消散过半，心情、睡眠、饮食也有好转，点穴、针刺没有那么痛苦了，我继续用行气活血药调理，并感谢她为我们送来国内数一数二的大米。

患者第三次来诊疗，时隔两周。如同我上次判断的一样，两周前又出现的阴道出血是正常月经的恢复，一共带经八天，量多两天，色质都正常，结束也很干脆、干净。患者又去做 B 超检查，发现一直增厚的子宫内膜已经变薄，达到十几年来的最低值。以前出血过多、过久，总是被要求刮宫或切除子宫，现在反倒没事了。

给患者针刺治疗后开方，再次嘱咐她不要吃水果。患者自称当年减肥的时候天天拿水果当饭吃。

患者又说起最近十几年的病史，因为慢性咽炎而放弃演唱事业，因为甲状腺结节而做手术切除，一直增生的乳腺也面临着有可能癌变的恐吓，整天想着切与不切，切完了再长怎么办，切晚了癌变怎么办……还有之前提到的胃病、失眠、情绪等问题。有了这次经历，患者明白了自己被诊断宣判的多个疾病，在中医看来其实是一个病，它有清晰的发展变化脉络，经历了由无形到有形，由负面情绪、感情刺激，到负面能量也就是气的积累郁滞，最终到体液、血液的凝滞和瘀积出现痰瘤和肿块。**如果只关注树上结的果子，而不去解决树干和树根，也就是根本问题，那树上的果子会层出不穷。**

患者的冲脉、任脉已经没有硬结，如同河道里的石块变成了泥浆，仍有壅塞，但已有潜流。让患者更为惊喜的事情是，她脸上的蝴蝶斑开始消退，眉下和颧骨出现白亮底色。我知道这是让许多资深美女热爱中医、坚持看中医的主要原因。

第二十七章

孩子终于换牙了

当治疗出现问题，患者的病痛没有缓解，出现新的问题或旧症状加重的时候，经得起考验的医患关系能帮助患者度过危机。

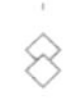

1. 经得起考验的医患关系能帮助患者度过危机

世界观决定方法论，我把该病案五次治疗的经过总结、公布出来，供大家参考借鉴、批评指正。

首先由于患儿的母亲之前收听“国学堂”，后来预约挂号排队等了半年多，才于 2010 年 9 月 2 日初诊，彼此信任早已建立而且坚定，这是治疗得以快速见效，且最终治愈的前提和基础。

不是说心诚则百分之百灵，因为大夫最终是靠调动患者的神气去治愈疾病。如果患者心诚，大夫调动起来就容易一些，麻烦少一些；如果患者半信半疑、将信将疑，大夫想调气、调神就要费些周折；如果患者完全不信大夫，甚至排斥，大夫只能闭嘴，更别去叩门，否则就是自取其辱。

因此，司马迁总结扁鹊生平的时候说医有“六不治”，排在第一位的就是“骄恣不论于理”。我以前写过《信任的力量》，描述的是更为复杂的情况——**当治疗出现问题，患者的病痛没有缓解，出现新的问题或旧症状加重的时候，经得起考验的医患关系能帮助患者度过危机。**

《庄子》里讲过一个运斧成风的故事：“郢人垩慢其鼻端，若蝇翼，使匠石斫之。匠石运斤成风，听而斫之，尽垩而鼻不伤，郢人立不失容。宋元君闻之，召匠石曰：‘尝试为寡人为之。’匠石曰：‘臣则尝能斫之。虽然，臣之质死久矣！’自夫子之死也，吾无以为质矣，吾无与言之矣。”

匠人水平的发挥，离不开受众的配合。以前我对这个故事也理解不深，恃才傲物，自以为牛过。后来经历的事情多了，治好、治不好的患者多了，我才慢慢端正了态度，认同了扁鹊说的那句话："越人非能生死人也，此自当生者，越人能使之起耳。"

2. 中国人都知道补肾，但也不能瞎补

患儿 WQ 生于 1999 年 8 月初，初诊的时候已经满十一周岁，虚岁已经十二岁。初诊两年前曾经换过八颗牙，后来就没了动静。同时还有大便秘结，两到四天一次，干燥脱肛，长个子慢，睫毛脱落，每天都是手脚心发热，晚上十点左右才能睡着，睡觉折腾不安生。

患儿母亲记述的七个症状，当时并没有全和我说，我观察到孩子的眼袋发青，口周发暗，摸到手心发热，舌脉并无异常。腹诊的时候，我看到患儿腹满隆起，摸上去表皮温度正常，却透着森森寒气，尤其在胁下和中脘穴、上脘穴有寒痰、瘀血凝滞，稍微点穴治疗，孩子就有难以忍受的剧痛，号啕大哭，而且膻中穴痛不可触。

因为孩子恐惧针刺，所以腹诊点穴就不只是为了诊断，更是一种治疗，虽然孩子的哭声响彻诊室，直到手下郁结散开流动我才罢手。这才有了患儿母亲记述的："一个多小时后，孩子大便一次，不停地小便四次。刚从洗手间出来，还没洗完手，又得进去。如此反复四回，好像堵着的东西突然泻出来了。"

一般说来，不长牙就是肾虚。中国人都知道补肾，孩子的父母也没少给吃补药，结果补出一个上热下寒的否卦，对应中医的痞证。在患儿母亲记述的七个症状中，前五个都是心火：第一个，经常头疼脑热，要么烦躁地想把额头扒开，把里面的东西扔出去，要么总说自己发热，摸上去却不烧；第二个，夜晚睡不安稳，乱踢、乱翻腾，早晨总说没睡好；第三个，手心、脚心很烫，吃消食片也不管用；第四个，经常无缘无故懊恼地躺在沙发上说不舒服、难受；第五个，频繁地掉眼睫毛。

后两个症状涉及胃病和肝病：第六个，频繁地晕车，连坐公交车都晕，有时闻到汽油味就晕，爱吃辛辣刺激的食物，饭后总说想吐；第七个，眼窝暗青，嘴唇四周永远洗不干净，也是青色。

直到现在孩子妈妈还认为我的诊断是胃中有结滞，其实没那么简单，单纯胃病只在上中下脘有反应。而患儿两胁下有郁结，说明肺和肝内有寒痰、瘀血，患儿爱吃辛辣刺激的食物和后来流出大量污浊的鼻涕，都证明了这一点。另外，膻中穴和极泉穴的反应说明病已入心伤神。

当时我的基本判断是上热下寒，以阴寒内凝为主的实证，用柴胡剂外加活血、化痰的药物，最终没用补肾药而达到了补肾的目的。

初诊处方中清半夏和天南星各用了 15 克，对成人来说已是超量了，且不用说对十二岁的孩子而言。好在患者信任，有病则病当之，大大缩短了治疗过程。

复诊是在 10 月 2 日上午 11 点，服药三周，停药一周，我的病例记录是：“胃好了，饭量大了，没有经常头痛脑热，晚上八九点就困，躺下鼻塞，鼻涕很多，大便正常，手脚心不烧了。”诚如患儿的母亲所言，上述七个症状都消失了，有的症状是当时没和我说的。

“喝药三天后，孩子第一次在晚上八点多时说困了，想睡。二十一服药还没喝完，我们惊喜地发现那七个小毛病都没了。孩子放学回来快快乐乐的，既不晕车，也不挑食，不再吃辛辣刺激的食物了，再也没有头疼脑热、手心温热，睡觉安稳，饭后也不想吐了。初诊的二十一服药喝完，孩子开始流出大量灰黑黄绿夹杂的脓鼻涕，自己都说被鼻涕堵住了，吃这个药把他的鼻涕推出来了。”

腹诊探查，患儿胁下冷硬结块都消失了，只有中脘穴和膻中穴仍有问题。点穴治疗孩子依旧哭号，但明显比上次轻多了。我调整了处方，仍用超量半夏和天南星，加了茯神和地骨皮。

三诊是在 10 月 23 日下午 3 点，患儿能吃，污浊鼻涕流得差不多了，晚上睡觉鼻子不堵，九点就能睡。只是白天尿频，几乎一小时一次。脸色已经有明显变化，腹内结块更小了，点穴时仍有哭叫，开处方时我加了鸡内金胶囊和熟地。

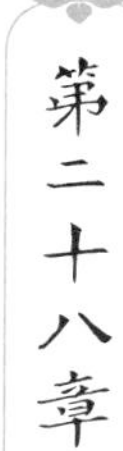

第二十八章

鲁迅父亲的医案分析——兼论鲁迅为什么骂中医

鲁迅的父亲周伯宜于1893年冬一病不起，至1895年秋冬病势日加严重，直至1896年10月12日（农历九月六日）去世，终年三十七岁，中道夭亡，他到底死于什么病？根据分析主要死于肝硬化，俗称膨胀病，中医称单腹胀。

1. 鲁迅父亲得的是肝硬化

鲁迅为什么说“中医不过是一种有意的或无意的骗子”，鲁迅为什么赴日本留学学习西医，以及至死相信西医，不用中药，主要就是他的父亲的去世原因。

鲁迅的父亲周伯宜于1893年冬一病不起，至1895年秋冬病势日加严重，直至1896年10月12日（农历九月六日）去世，终年三十七岁，中道夭亡，他到底死于什么病？根据分析主要死于肝硬化，俗称膨胀病，中医称单腹胀。其间邀请中医治疗。

事后，鲁迅非但不感谢中医延长了他父亲的寿命，减轻了痛苦，反而极尽尖酸刻薄之能事，讽刺、挖苦、攻击中医。这种类似于今天医闹的做法，确实诋毁了中医，流毒至今。其实，也害了鲁迅自己，这是后话。100多年后江南才子大富豪陈逸飞因为同样的病死在上海最现代化的医院里面，我没听见有人说过西医一句不是。

下面根据史料，分析一下鲁迅父亲的发病治疗经过，功过得失，自在其中。

病因：

1. 郁怒成疾：1893年秋鲁迅的祖父周介孚科场贿赂案发，鲁迅的父亲周伯宜在杭州乡试，与案情有涉，故被拘捕审讯，又革去秀才，在精神上蒙受沉重打击，忧郁恼怒，肝失疏泄，失其条达，日久郁怒成疾。

2. 酒精中毒：忧愁无处发泄，借酒浇愁，酒后常甩筷扔碗，大怒伤肝，酒精对肝脏损害更大，日久肝郁血液。另外，周伯宜爱用水果作下酒物，鲁迅常上街去买鸭梨、苹果、花红之类给父亲下酒；根据绍兴人的饮酒习惯，凡用水果作下酒物者多饮的是白酒（烧酒），白酒含酒精浓度大，因此对肝脏的损害更为严重，而其父在生病期间照样喝酒，从不忌口，故造成病况每下。

症状：

1. 牙龈出血：鲁迅在一篇叫作《从胡须说到牙齿》的文中讲到自己“牙齿也很坏……终于牙龈上出血了，无法收拾，并说：‘这是我的父亲赏给我的一份遗产。因为他的牙齿也很坏。’”由此猜测鲁迅父亲也有牙龈出血的症状，此亦是肝硬化的常见临床表现之一，兴许他的肝硬化尚伴有“脾功能亢进”的病况，也说不准。中医认为是肝火克脾，是酒毒的表现。

2. 口吐鲜血：周伯宜由最初的慢性牙龈渗血逐渐发展到了突然大口吐血，当时鲁迅的母亲用墨汁止血毫无效验。对于创伤出血，用草木灰和墨汁都能有效地止血。而鲁迅的父亲是在呕血，血从胃中涌出。由于肝硬化，门静脉高压造成胃底静脉曲张，郁怒或酒的刺激，而致胃底血管破裂。这时用墨汁止血，根本无济于事，只有请大夫急救结扎血管止血，但也只能缓解一时。有的患者会因食道静脉破裂，吐血而死。

3. 浮肿腹水：吐血量大，造成贫血，血浆浓度低可出现水肿；更主要的是门脉高压，下腔静脉受阻，造成下肢浮肿，后逐渐加重，腹水压迫，漫肿到了胸腔，连呼吸也感到困难，用他父亲的感受说，好像一匹小布紧裹身体一样难受。有的肝硬化腹水患者会出现肚脐膨出，医学上叫脐疝。

4. 疼痛不止：肝硬化日久不愈，可致肝癌，肝硬化本身加上严重腹水也可造成剧烈难以忍受的疼痛。由于疼痛不止，起初他服鸦片救急，渐渐地有些非此不能止痛了。这已经是毒品依赖。

治疗：

当时在鲁迅居住的绍兴城里，一位颇有名望的中医隔日一次为他父亲诊治水肿，维持患者生命长达两年。随着疾病的发展，加之患者依然酗酒，病情逐日加重，令人担忧。鲁迅在《父亲的病》中写道："父亲的水肿是逐日利害，将要不能起床。"有一天名医来诊，问过症状，自感江郎才尽，便极诚恳地说自己所有的学问都用尽了，再也无计可施，遂荐本领更胜自己一筹的何廉臣来诊治。

这位何廉臣先生当时在医界是位颇具影响的人物，在对鲁迅父亲的治疗中，常常开有奇特的药引子，如同巢的蟋蟀一对、结了子的平地木十株以及经霜三年的甘蔗等。鲁迅曾不以为然，因之小视，这是后话。但从医学角度讲，无论如何，这前两味均是目前治疗腹水的良药。蟋蟀利尿消肿作用明显，尤适用于体弱气虚者水肿，有攻补兼施之妙；平地木主产于华东，是"生在山中树下的一种小树，能结红子如小珊瑚的，普通都称为'佛老大'"，有清热利水、活血退黄功能，如今已广泛应用于肝病临床。陈先生即何廉臣，也确是当时名医，虽治疗偏于古怪，但用药相信不会没有道理。

何廉臣在用汤药的同时，会加一种特别的丸药——败鼓皮丸。这药丸"就是用打破的鼓皮做成；水肿一名臌胀……"从鲁迅的这些记述中，父亲得病是"臌胀"无疑。臌胀病名，中医专有，多因情志郁结，饮酒过多，或感染虫毒以及黄疸积聚而发病，现代医学中的肝硬化、腹腔内肿瘤、结核性腹膜炎等形成的水肿，均属于"臌胀"范围。

那种神奇的"败鼓皮丸"服用了一百余天，"有什么用呢？依然打不破水肿，父亲终于躺在床上喘气了。"鲁迅笔下除反复写了父亲的水肿外，气喘也多次提及："父亲的喘气颇长久，连我也听得很吃力，然而谁也不能帮助他。"又在另一篇题叫《自言自语》的文中说："我的父亲躺在床上，喘着气，脸上很瘦很黄，我有点怕看他了。"儿子因父亲的病而恐惧，又无可奈何。这种气喘，大概为大量腹水，使膈肌抬高致呼吸困难所致，"喘气颇长久"，是由于长期利水低钾而致的代谢性碱中毒的呼吸浅慢，属于中医的呼多吸少，肾不纳气。父亲气虚至重，连说话也觉不支，试看鲁迅对父亲的描述："什么呢？……。不要嚷……。不……。他低低地说，又较急地喘着气，好一会，这才复了原状，平静下去了。”由于二三年的病苦缠绕，父亲很想平静一下子的，却总显得烦躁易怒，这合乎肝病易怒之特点。

末了，何廉臣先生治疗，“仍旧泰然地开了一和方，但已经置败鼓皮丸不用，药引也不很神奇了，所以只消半天药就煎好，灌下去，却从口角上回了出来。”这说明鲁迅父亲的腹水病已极其顽固深重，肝病导致的脾胃失职，已不能受纳水谷，后天不养，若非紧急“实脾”无以保全。

2. 病重不避酒，神仙也难医

综上病因、病史、临床表现和治疗预后情况，我们可以初步诊断鲁迅的父亲所患为（酒精性）肝硬化腹水——臌胀。

死因：

臌胀病本是难治之症，即“风、痨、臌、膈”为内科四大症，臌胀一症，素来棘手，有谚云“神仙难医臌胀病”就是这个意思。二是即便在今天的医疗条件下，也将成为不治之症。最后鲁迅认为，父亲的死“其中大半是因为他们耽误了我的父亲的病的缘故罢，但怕也很挟带些切肤之痛的自己的私怨。”（《坟·从胡须说到牙齿》）

病重不避酒，神仙也难医。年少无知，不反省其父酗酒伤肝，反而怪怨中医耽误。请问即便在今天对已经肝硬化的患者，如何治疗才叫不耽误？

第二十九章

不孕症医案分析

师父裴永清用活血利尿的方法治愈了很多闭经以后出现水肿的妇人，我在方中用益母草和水红花子就是源自裴老师的传授。

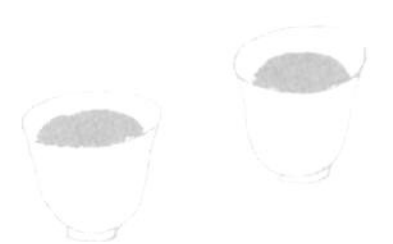

1. 切不可不经诊断，不分寒热虚实就贸然尝试

2008 年 4 月 13 日，前台说来了一位日本患者待诊，我从厚朴学堂步入御源堂，见女患者正在埋头填写问诊表，旁边先生推着童车，车里坐着一个小娃娃忽闪着大眼睛，牙牙学语。

待我在诊室坐定，患者一家进来，我抬眼一看觉得似曾相识。不待我说话，患者就说:“徐大夫，您还记得我吗？两年前我找过您看病，吃过您的药我就怀孕了，现在孩子一岁了。特来感谢，顺便来看看我的过敏问题。”没等助手小川翻译完，我已经想起大概，连忙通知前台查找患者的病历，委婉批评他们不认真，把故人当新人。

不久病历找到，与大家分享经验和喜悦。不过提醒列位，切不可不经诊断，不分寒热虚实就贸然尝试。

病历号 50208，初诊日期 2006 年 5 月 4 日，当时患者年龄虚岁三十五。

患者以严重痛经为主诉就诊，兼因婚后数年不孕。患者自初潮起，每于月经前后出现手、足、面肿胀，伴有严重腹痛，有时会导致呕吐。末次月经是 2006 年 4 月 26 日。

查患者脉细，迟缓约 66 次 / 分钟，心律齐。舌淡、水滑，薄白苔。面色恍白，白睛发黑。

腹诊见消瘦，腹凹陷，中脘硬结，小腹空虚。

背诊见左侧膀胱经呈坚硬条索状。点穴诊察期间患者不堪疼痛，眼泪汪汪。

诊断为任脉、膀胱经寒凝瘀血水饮，子宫虚寒。

因中脘是任脉要穴，其郁结与饮食寒凉和心情郁闷有关，所以提醒患

者注意饮食和心情，戒寒凉，建议吃热性食物。鉴于日本人的生活习惯，遂让她吃米饭饭焦，消食化积。

鉴于患者畏惧疼痛，点穴点到为止，用清艾条（不掺杂药物的纯艾卷）点燃为她艾灸关元穴三十分钟。

另外开处方七服：当归 15 克，川芎 10 克，白芍 30 克，熟地 30 克，仙茅 10 克，仙灵脾 30 克，益母草 30 克，水红花子 10 克，苍术 15 克，茯苓 20 克，泽泻 10 克。

2. 可用活血利尿的方法治疗闭经以后出现水肿的妇人

这个方子源于我母亲喜欢用的当归芍药散，出自《金匮要略》，原载两条：一在《妇人妊娠病脉证并治二十》中有“妇人怀娠，腹中痛，当归芍药散主之”；二在《妇人杂病脉证并治二十二》中记载“妇人腹中诸疾痛，当归芍药散主之”。方中芍药的剂量要大于当归，缓急止痛的效果要好一些。

患者出现的经期肿胀的问题，我当年跟随师父裴永清教授伺诊抄方的时候见过很多类似的病历，师父说这叫“血不利则为水”。此话也是出自《金匮要略·水气病脉证并治》：“少阳脉卑，少阴脉细，男子则小便不利，妇人则经水不通，经为血，血不利则为水，名曰血分。”师父裴永清用活血利尿的方法治愈了很多闭经以后出现水肿的妇人，我在方中用益母草和水红花子就是源自裴老师的传授。

方中不合适的是熟地，考虑到患者的下元实在空虚，斟酌再三还是用了，因为考虑艾灸点穴的温通效果能平衡熟地的滋腻阴寒，当然还有热性饮食及其他温热药物的平衡。另外，当归芍药散中的茯苓、泽泻能渗湿利尿，也能反佐熟地，这在肾气丸里就有例证。古代本无苍术、白术之分，我个人认为经方中的白术应该是辛温的苍术；如果在理中丸、四君子汤里，我还是用白术。

患者服药七服，当月月经未至，经检查正式怀孕，次年 3 月足月顺产一健康男婴。

另外一个重要因素，就是我在当天还给她的先生做了诊疗，孤阴不生，独阳不长。

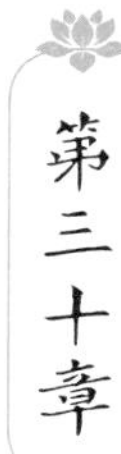

第三十章

痛风医案分析

强心利尿就是治疗痛风的根本办法。而现在我们无论西医、中医，都在和已经成形的尿酸较劲，和肾小管过滤较劲，中和尿酸、抑制尿酸合成、增强肾滤过性、抑制炎性反应，等等。

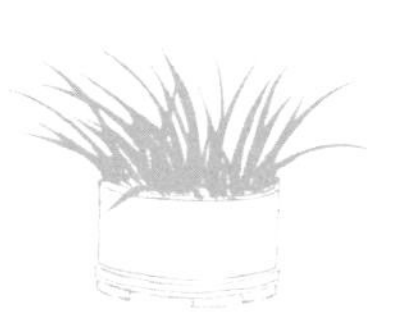

1.“您为吗说痛风会导致肾衰、心肌梗死或脑梗死”

天津刘总大我三岁，三年前因痛风找我看病，不听劝（坚持滑雪、游泳）、不忌嘴（地域歧视）。我当时劝他说：“你这样发展下去，不是脑梗就是心肌梗死。”

后来排号等到了我复诊，他说：“徐大夫，你真神了，我两年前查出心肌梗死，冠状动脉堵了八成，我到英国装了六个可降解支架，这两年痛风没犯。”

我问：“那你现在找我干吗？”

他说：“英国大夫说支架经过两年就会降解成二氧化碳和水，我怕支架没了，心脏再堵上，痛风再犯，就想起你的话了，赶紧过来调调。你为什么说痛风会导致心梗？”

我说：“阳化气，阴成形。痛风的病因就是阴寒内盛，阳气虚衰。早期在组织液渗出形成结晶，会造成关节肌腱疼痛；中期会长出痰核、脂肪瘤，或形成结石堵塞肾盂和输尿管；晚期就直接堵塞血管，造成肾衰、心肌梗死或脑梗。”

聊完检查，胸腹冰凉。点穴、针刺后，患者出了一层冷汗水珠。处方开药后我问他：“还滑雪不？还游泳不？还瞎吃海鲜不？”

他说：“借钱买海货，不算不会过。”

2. 如果方向和思路有问题，那技术手段越高级，药物越有效，对生命的戕害越重

这个案例使我深入思考一个问题，就是因果。**究竟是尿酸高逐渐发展导致了心肌梗死，还是尿酸高是心肌梗死的早期表现，或者直接说是不完全心肌梗死导致了痛风?**

患者安装支架，提高了心脏功能，两年期间无论如何瞎吃瞎喝，痛风也没有发作。阳气足了，成形的阴寒自然会消失。由此推论，强心利尿就是治疗痛风的根本办法。而现在我们无论西医、中医，都在和已经成形的尿酸较劲，和肾小管过滤较劲，中和尿酸、抑制尿酸合成、增强肾滤过性、抑制炎性反应，等等。

如果方向和思路有问题，那技术手段越高级，药物越有效，对生命的戕害越重。刘总接受了艾灸治疗，冰凉的胸腹热了，酣睡一小时，腿脚也热了，冒冷汗。之后，他详细介绍了发病经过：

陪朋友去看病做心电图，正好自己心慌，顺便做了一个，结果发现异常，大夫建议去做螺旋CT，开了处方倍他乐克，服用有效。没当回事，周末还去爬山。

勉强去做了CT，结果被大夫留观，警告他有猝死风险，他不信，跑了。

跑到胸科医院找熟人看片子，大夫当即安排住院，他又跑回家洗澡，被护士追回。次日安排做冠脉造影，结果发现冠脉右后降支瘀堵九成，冠脉左前降支瘀堵七成，左回旋支瘀堵八成。医院建议马上手术，计划安装四个支架。

患者相信诊断，但不接受治疗方案，害怕终生服药，动用关系、查阅资料，了解到西方已经有最先进的可降解支架，马上联系到伦敦医院做了手术，安装六个支架，花费二十多万元人民币。

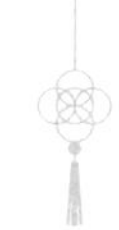

第三十一章 徐公释疑

徐公释疑一：我们为什么认同中医

医学不仅仅是简单的救死扶伤，还涵盖了预防、保健、治疗、康复等诸多领域。中医因人而异，辨证论治的保健治疗方法更适合个体的需求。这跟中医看病的道理是一样的。

1. 为什么越来越多的人选择中医

问：我看到在您这里每周都有四批来自不同国家的学生来听您用英语讲授中医课，而且来找您看病的也以外宾居多。可是去年国内有几位院士、教授和博士号召取缔中医，您怎么看待这个现象？

答：这不新鲜，五四运动要砸烂孔家店，当年的红卫兵破四旧，砸烂封资修的黑货，捣毁古董，焚烧字画。改革开放初期，时兴捷克、罗马家具，有人卖了自己的红木家具去赶时髦；到了今天，古董收藏热席卷全国，人们还得花重金去国外赎买文物；儒学也在复兴，国家投资到世界各地建立孔子学院。

我想随着中国经济实力的增强，国人的自尊、自信逐渐回归加强，中华文明也会随之复兴。目前人们珍重有形、有象的东西，用不了多久，中国人的传统思想、精神、价值观也会逐渐回归，中国不会总做“殖民地”，出卖资源、廉价商品和劳动力。

问：我很钦佩您的乐观和自信，可是医学毕竟不是文物、艺术，而是严肃的人命关天的科学，怎么会和经济实力、自尊心和价值观扯得上关系呢？

答：医学不仅仅是简单的救死扶伤，还涵盖了预防、保健、治疗、康复等诸多领域。中医因人而异，辨证论治的保健治疗方法更适合个体的需求。普通人买衣服只能买现成的成衣，有品位的人会找裁缝量身定做，这跟中医看病的道理是一样的。

我相信随着我国经济地位、社会地位的提高，人的自我意识、主体意识、预防保健意识的增强，会有越来越多的人选择中医。

2. 中医为何越来越没落

问：我现在也同意中医在养生、保健方面有优势，但毕竟生病以后绝大多数人会去看西医，这一点难道也会随着经济发展、传统文化的复兴而改变吗？

答：就治疗而言，人死不能复生，面对疾病选择中医还是西医取决于自身的价值观或跟从社会的主流价值观，而价值观的形成和文化背景、经济实力有直接关系。

同样是得了癌症，约旦国王侯赛因选择了去美国做手术、放化疗，结果不到半年就死了；而柬埔寨国王西哈努克选择到中国接受以中医为主的中西医结合治疗，活到了 90 岁；凤凰卫视的刘海若在英国被西医判定为植物人，她的父母选择了回国接受以中医为主的中西医结合治疗，结果大家都看到了。

问：可是大多数人是在西医治疗无效的情况下，死马当活马医才去找中医，或者急性病找西医，慢性病调养找中医。这和疗效有关，跟价值取向有关吗？

答：中医一样能够治疗急性病，而且痛苦小、效果好、花费少。但在社会价值取向以西医为标准的情况下，如果西医没治好，大家会认为是得了该死的病；如果中医没治好，那就是治死了。

20 世纪初鲁迅的父亲被剥夺功名以后，酗酒伤肝，最后得了肝硬化，延请中医调治，最终腹水吐血而死。鲁迅非但不感激中医减轻了他父亲的痛苦、延长了寿命，反而骂中医是骗子。21 世纪初大艺术家、富豪陈逸飞得了同样的病死在上海西医医院，有人说过什么吗？

在这种环境和氛围中，中医得不到机会施展，也得不到法律的支持和保护，只能越来越萎缩。

比如治疗急性阑尾炎，西医就得做手术，手术之前患者必须签字，认同如果出现了麻醉意外、失血感染等问题，大夫不负任何责任；中医不用做手术，服用汤药就能解决问题，我自己用大黄牡丹皮汤治疗过三例患者，都是一服药治愈。但是汤药没有任何保障，万一出现一例失败，那么我的职业生涯就得结束，即便患者绝对信任，但有几个大夫会冒险呢？只好随大流，让患者去挨刀受苦。

将来社会价值观改变了，相应的法律法规健全了，中医也就有了施展才华的机会，中医就能更快发展，患者也会从中受益。

3. 不懂中医而使用中药，是人祸不是药祸

问： 以前人们的印象中药是安全无毒的，可是屡屡发生使用中药产生毒副作用的问题，您怎么解释这个问题？

答： 是药就有三分毒，这是常识。如果药物没有毒性，也就无法纠正人体的偏性。之所以要学习中医，就是因为要求人们在中医理论的指导下，正确使用中药，化害为利。也因此古人才说："为人父母者不知医为不慈，为人儿女者不知医为不孝。"

以前人们懂药性，有"是药就有三分毒"的常识。而且从古至今，药店里有坐堂大夫，问病给药，现场指导买药。看看现在的情形，为了和国际接轨，规范医疗市场，坐堂医被取缔了。中成药大多数被标记为非处方药（OTC），谁都可以买，不懂中医也可以随便用。一些大夫也就学了几十小时的中医课程，就敢开中药。等出了事故，不反思使用者的问题，却把屎盆子全都扣在中医中药上。

问： 那您还是不承认中药有副作用？

答： 药物在使用不当的情况下，给患者带来伤害，不是药物的问题，而是大夫或使用者的问题；药物在正确使用的情况下，仍然不可避免地给人带来伤害，那就是药物的副作用。副作用的产生是因为药性过于猛烈，

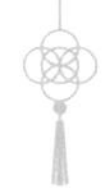

中医把药物分成无毒、小毒、大毒，有副作用的药一般都属于虎狼药，归于大毒的范畴。

中医的哲学以恢复人体的自愈能力为目的，食疗为首选，药食同源的为次，尽量避免使用毒性大、副作用明显的药物。迫不得已使用时，也要求中病即止。而且中医有一套复杂完整的炮制、配伍理论，来制约、抵消药物的副作用。不懂中医而使用中药，是人祸不是药祸。

问：既然中药有副作用，为什么不像西药那样在说明书上明明白白写出来，告诉大家呢？

答：使用药物有个给谁用、什么情况下用、用多少、使用多久的问题。这需要大夫来掌握。大多数中药性味温和，只有在使用不当的情况下，才会产生毒副作用。糖吃多了会有蛀牙，您会要求卖糖的人标明糖的副作用吗？辣椒吃多了会伤害口腔、眼睛、直肠黏膜，导致干燥出血，您会要求卖菜的人标明辣椒的副作用吗？

问：同样的药物，效果应该是恒定不变的。为什么您总是强调使用的问题呢？

答：用同样的原料，厨子炒出来的菜和你我做出来的菜味道是不一样的；用同样的棋子下棋，为什么会有输有赢；同一棵植物，按照中医理论指导使用那才叫中药，是一种结果，按照西医理论去分析使用，那只能叫植物药，会导致另外一种结果。

还是使用者的问题，或者说是指导使用者的理论有问题。

问：有人因为中药龙胆泻肝丸导致尿毒症而号召取缔中医，您怎么看？

答：演《千手观音》的那些漂亮姑娘们，大多是因为使用链霉素导致耳聋，落下了终身残疾；20 世纪 70 年代因为使用四环素，导致很多人牙齿变黑。我没看见有人因此去号召取缔西医。且不说尿毒症是否由于龙胆泻肝丸而起，也不讨论是否用药失当，但这种厚此薄彼情绪化的价值取向，就不是科学公正的态度。

我妈妈的老师最早教徒弟用啥药都很偏向于参考《金匮要略》，后来改为更多参考《医学心悟》。为什么改了？发现这些学生都爱用虎狼药给人治病，因为思维简单，简单就粗暴，见效快就助长了自己的贼心，结果就死人。

大家记住：你只要用虎狼药，不在大夫的指导下都是害人害己。你想我学中医学到大学毕业、工作多少年了，对中医还半信半疑，因为热爱才有疑问。

学中医一定要从《黄帝内经》入手，要了解，就要知其然，知其所以然，而且读完了《黄帝内经》以后就会觉得人生的格局、境界会很开阔，原来古人是站在那个层次看世界的。

幼儿园布置作业，让小朋友和妈妈上街后把看到的繁华世界画一幅图，结果老师把作业收上来后，画的全是大腿。成年人眼中看到的琳琅满目，因为有高个子，小孩儿能看到什么？

想学古人的视野，我们得想一想《黄帝内经》在讲什么，有几个地方我到现在都不敢碰，比如星象等。我去阆中落下闳的故居，思考今天的太阳和昨天的有什么区别？有人说是因为日影有长短。那今年的太阳和明年的太阳有什么区别？为什么我们要用干支纪年？怎么发现这个规律？为什么告诉你去年是甲午年，今年是乙未年，等等。

之前我们去青羊宫拜斗姥（mǔ）殿，斗姥是谁？斗姥是北斗众星的母亲，持有八臂。银河系有四条旋臂，再看看其他大的星云星系，就知道道家的宇宙观远远超出地球和太阳系。当看到这种气魄时，你就想想古人“游行天地之间，视听八达之外”是什么感觉，不是只能看见大腿的小朋友能想象的。

4. 中医是否不科学

问：您如何看待“中医不科学”这个问题？或者说您是如何向外国学生和患者解释中医的科学性呢？

答：中医是否科学是个伪命题，本身并不成立。比如说孩子是否长得像父母是个真命题，值得讨论；而父母是否长得像孩子就是个伪命题，不值一驳。看看中医学和科学发展的历史，就不会提出这样的问题。

问：那您是不屑于还是回避讨论这个问题？

答：接受并且讨论这个命题，就意味着认同“科学是检验真理的唯一标准”。

问：真理只有一个，就像数学没有中外之分，为什么医学会有中西医之分，就不能讨论谁是谁非吗？

答：真理的确只有一个，但认识真理的方法不止一个，在绝对真理没有被发现之前，就存在相对真理。在这个阶段，大家只能互相学习、借鉴，才能离真理更近。如果不明白这个道理，请学习一下古印度的寓言《瞎子摸象》。

问：您的意思是说，科学、现代医学、中医学都是“瞎子”之一？

答：没错。如果把患者看作大象，无论西医、中医（包括藏医、蒙医、苗医）、印度的传统医学阿育吠陀、顺势医学、全息医学，包括巫医都从不同的角度和用不同的方法发现认识到了真理，在临床治疗上有着本身的优势。

现在的问题是有人自以为不是瞎子，发现了全部真理，跳出来指责别人，按照自己的标准去检验别人。我只能说真正的大夫不会这么做，因为他们明白认识和治疗疾病的艰辛，在目前西医学对绝大多数疾病的病因不明、发病机理不详、治疗手段欠缺、医疗差错和毒副作用频发等自身难保的状态下，自封为真理代言人，实在是可笑。

问：但是总得有个标准来检验、衡量中医吧？我的印象中说包治百病的都是中医。

答：别忘了最根本的，实践是检验真理的唯一标准。很多人在很多情况下是重视标准，但忘了实践。就像韩非子的寓言《郑人买履》里说的“宁信度，无自信”。现代科学没有中医的气的概念和理论，也无法验证经络，因此否定中医，是他们的无知，不是中医不能存在的理由，需要提高的是他们的哲学素养和科技手段，而不是我们。

中医的根本在于疗效，这是千百年来中医得以生存延续的原因，也是中医在国外逐渐发展壮大的原因。患者可以不了解中医的理论，他的要求就是解除痛苦且无害。美国绝大多数州都立法承认针灸或中医，设立了学校，颁行了执照；越来越多的保险公司也接受针灸投保，并不是他们理解了中医理论，而是民众身体力行的呼声，以及由此带来的商业利益。比如治疗痛证，患者以前做十次理疗都不能解决问题，而接受几次针灸治疗就好了，保险公司当然愿意接受省钱的治疗。

问：那就没人能检验中医吗？中医自己有标准吗？

答：中医当然有标准，问题是制定标准的人应该懂中医，下功夫去制定更切合实际的标准。两千多年前的周朝，就有医师的评价考核制度。据《周礼》记载：“岁终则稽其医事，以制其食。十全为上，十失一次之，十失二次之，十失三次之，十失四为下。”

目前所谓中医是否科学的讨论，背后其实是利益的争夺。有些人否定实践是检验真理的唯一标准，自封为真理的代言人，去掌握裁判权、话语权，以谋求自身的利益。

注：本文摘自《市民》杂志200705总41期，徐文兵、张惠玲对话。

第三十二章

徐公释疑二：如何修复自愈能力

中医的理论基础就是道家的思想基础——『道法自然』，运用到中医上来，治病就要『法』人的自愈能力。办公室里的同事都感冒了只有你没感冒，就是因为你的自愈能力强，病菌一进来马上就被干掉了。中医就是研究怎么帮人恢复自愈能力，自愈能力一恢复，病自然就好了。

1. 中医就是身心医学

中医就是身心医学。在中医看来，人的身和心是密不可分的，有的人看起来是身体上有病，原因却是心里受了伤；而身体上的问题，又往往导致我们的情绪受影响。

患者的体质、情绪、睡眠、饮食、生活习惯等，往往与疾病的产生和恢复紧密相关。中医看病，不会头痛就给你止痛片，失眠就给你安眠药，而是经常会问你一些看起来和病没有太多直接关系的问题，但其实关系重大。所谓看病要"以人为本"，这个"人"不是大夫，而是患者。

问：什么叫"以人为本"法？中医治病的原理是啥？

答：我前面讲过扁鹊虢国救太子的故事：神医扁鹊有一次路过虢国，路上听说太子在早晨鸡叫时忽然死了，不到半天时间，尸体还没有收殓。扁鹊听后说太子没有死，并请求国君为太子诊断。扁鹊给太子诊断后，在他的头、胸、手、脚等处扎了几针，太子就渐渐苏醒过来了。消息传开后，人人都说扁鹊能把死人医活。可是扁鹊说："越人非能生死人也，此自当生者，越人能使之起耳。"意思是，我并不能把死人医活，是他存有生机，有自我恢复的能力，我只是扶了他一把而已。

所谓"以人为本"，就是以人天然的自愈能力为根本。中医的理论基础就是道家的思想基础——"道法自然"，运用到中医上来，治病就要"法"人的自愈能力。办公室里的同事都感冒了只有你没感冒，就是因为你的自愈能力强，病菌一进来马上就被干掉了。中医就是研究怎么帮人恢复自愈能力，自愈能力一恢复，病自然就好了。

问：得了感冒好像不看大夫自己也会好，不过大家生了病还是习惯去看大夫，中医和西医在治疗上的主要区别在哪里？

答：其实，得了感冒不看大夫也能好，这正说明人有很强的自愈能力。而且咳嗽、发热，也正是自愈能力在起作用。道家反对干涉自然的做法，但了解和掌握“道”（即自然规律）之后，你的做法符合道，就是道德；不符合自然之道，就是背德、失德和缺德。也就是说，医学不能越俎代庖，要遵循“道”。

西医相对来说比较霸道，比如在治病的时候他们经常会用一些抗生素、激素。抗生素用多了，人体自我生产抗生素的能力就会退化，因此用这些药物治好病后非常容易复发；而激素会让潜能燃烧，起效很快，但它对人的身体是一种过度透支，会造成很多后遗症，很难恢复。

中医主张我们平时要注意自己的生活习惯、饮食、情绪，顺应自身的道，这样就会少生病，人的身心状态就会舒展、豁达与和谐。但现在我们的普遍状况都是身心状态不和谐，人在社会生活中失去了真我，做的事和自己本来的天性相矛盾，身体里会感觉有两个人在打架，活得非常痛苦。到我这里治疗的一些抑郁症患者，往往就属于这种情况。

2. 抑郁症是伤了“神”

问：中医可以治疗抑郁症？怎么治？

答：中医能治疗抑郁症，而且治疗抑郁症主要是用针。中医讲，“有诸内者，必形诸外”，也就是说，内在的东西必定有其外在表现。不管你是伤了心还是伤了神，一定有对应的身体部位与之相通。

其实，抑郁症是伤了“神”。而中医认为，神门、神庭、神堂、神道、神阙、神封、神藏等带“神”字的穴位是可以通神的。我们通过刺激相关穴位，可以影响、安定你的心神。包括失眠、多梦等状况，也是因为“神”

出了问题。

中医是有神论，人就是个小宇宙，神是所有层次里最核心的东西。如果一个人没了神，那就是行尸走肉。为什么得了抑郁症的人想自杀？就是因为神受伤了。如果不能及时恢复，神就散了；神没了，鬼就进来了（“鬼，归也”），所以人总是在自我伤害，要把自己结果掉。

问：在人这个小宇宙里，我们的身和心是如何对应和相互作用的？

答：身和心是人这个小宇宙的不同层面，按中医理论来分，人从外到内可以分成几个层次：意识（身）→情绪（心包）→感情（心）→神。每个层面的“气”在身体内走的“道”是不同的，所以不同层次的受伤，会造成不同的身体反应和疾病，就有不同的治疗方法。

意识处于最外层，是人的浅表，也代表了人出生以后接受的教育、对世界的看法，这些决定了你做事的方法和态度，但它是可以被改变的。通过意识我们可以控制身体、动作，从某种意义上讲，它代表了我们的肉身。

突破意识层面，便进入情绪层面。在这个层面，人的身和心已经有了明确的分界，这一层面对应的部位叫心包（即心的外围）。我们的情绪表现出来就是喜、怒、忧、思、悲、恐、惊，中医讲的喜伤心、怒伤肝、忧伤脾、悲伤肺、恐伤肾，就是情绪和脏腑之间的内在联系，而这些脏腑在体表又有经络相连，所以可以通过疏通经络来调整人的情绪。

再进一个层次是感情，这里是心的领域，因为我们已经开始动“心”了。爱、恨、情、仇、贪、嗔、痴、怨，都属于这个层次。因为动了心和感情，所以伤害到这一层次的，往往是和我们比较亲近和信任的人。父母、恋人、夫妻、孩子，这些人带来的伤害常常会让我们心碎、心痛。人们经常说心有千千结，这个结不是抽象的结，你会发现经常伤心的人，他的某条经络或穴位上真的有结。如果继续郁积和发展，就是我们现在所说的肿瘤和癌。

最深处是神，是我们小宇宙的主宰。黯然神伤、失魂落魄，神被伤害的时候，人就成了行尸走肉，很多严重的抑郁症患者就是这样。中医在治疗的时候，会想办法让人的身体和心神产生沟通，达到身心合一的健康状态。

3. 怎样才算身心合一

问：身和心神怎么沟通？怎样才算身心合一？

答：心和意不是一回事，心是我们的内在、精神，意是我们的外在、意识。举个例子，**你可以控制自己的四肢，却不能控制心跳。因为肢体是受意识控制的，而我们的心跳却是受心神控制的。**我们要做的，就是让心和意沟通起来。

现在很多人做事，是心和意识分离的。为了家庭、社会、责任、地位，强迫自己做一些意识层面认为必须做的事，但却和自己的内心意愿相矛盾，身心相背，非常痛苦。

因此，我们要处理好心和意的关系，要知道自己是谁，要的是什么，要发自内心，寻找真我，用心体会自己。

如果只是活在意界，活在社会灌输的观念里，即便你成功了，获得非常多的东西，也不会快乐，因为自己和真我没有沟通，心和意没有沟通。

4. 气足有力为“健”，经络通畅顺达为“康”

问：什么叫“健康”？

答：有人说，健康就是身体好，健康就是没病，健康就是身体没病心里也没病。

“健”是以人加建，建意味着延伸、创造，含义是有力；至于“康”，古人命名：一路畅通为道，一分为二叫歧，三分为岔，十字路口通达四个方向叫衢，通达五个方向叫康，通达六个方向叫庄，通达九个方向叫馗。人们常说的康庄大道就是通达各个方向的道路，康的含义就是有路子，行得通。所以说，气足有力为健，经络通畅顺达为康。

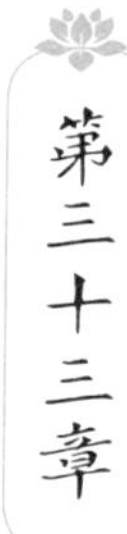

徐公释疑三：什么样的工作叫『好工作』

站在中医的角度，人贵有自知之明。你要先了解自己，才能为自己选择合适的工作。首先，不让工作伤害自己；其次，工作能维持自己的生活需求；最后才能说，工作有益于身心。

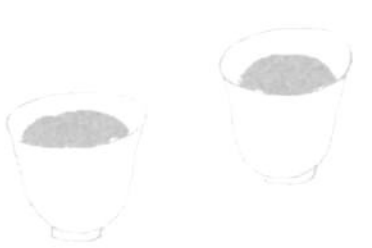

1. 不求工作有益身心，至少工作要对身心无害

问：徐老师，如何将中医处理问题的方式、方法和理论应用到平时的工作中？比如提高工作效率。

答：从中医的角度来看，**人首先要贵生，要正确对待自己的精、气、神，这是中医处理问题的基本态度。**在中医看来，工作、事业都是为“生”服务的。孟子说过：“术不可以不慎。”意思是你选择的工作应该与自己的生命相符合，而不是去戕害它。

举个例子，如果一个人的心包很弱，心胸不大，那么他整天做钩心斗角的事，比如从事管理，而办公室的政治斗争又很激烈，就容易造成心神受伤，最后出现“心有千千结”，也就是“患”，人就因此抑郁了。我的一些患者就是活生生的例子。

还有心里阴寒很重的人，也就是金属性的人，适合从事屠夫的工作。通过杀生，反而能发泄他心中的阴寒，这样的工作对别人来说不合适，但对他是合适的。

站在中医的角度，人贵有自知之明。你要先了解自己，才能为自己选择合适的工作。首先，不让工作伤害自己；其次，工作能维持自己的生活需求；最后才能说，工作有益于身心。

若想工作有益身心，至少要在对身心无害的基础上，我们才可以讨论如何用中医的思路或理论处理工作。

2. 把工作的节奏和天地的节奏调成一致，就叫“走运”

《黄帝内经》中提到了春生、夏长、秋收、冬藏，这是四季的节奏。如果我们把工作的节奏和天地的节奏调成一致，就叫“走运”。

《黄帝内经·素问·四气调神大论》是这么说春天的：“春三月，此谓发陈，天地俱生，万物以荣，夜卧早起，广步于庭，被发缓形，以使志生……”意思是：在春天，人们会有很多新的想法、点子、目标，在春天规划一年的工作，是顺应天时的。

到了夏天，“夏三月，此谓蕃秀，天地气交，万物华实，夜卧早起，无厌于日，使志无怒，使华英成秀，使气得泄，若所爱在外……”夏天人们就应该顺着这个火热的季节，撸起袖子加油干，把春天的规划一一落实。在这个阶段，可以晚睡早起，心气高，干劲大，出大力，流大汗，既顺天时，又能有成绩。

到了秋天，“秋三月，此谓容平，天气以急，地气以明，早卧早起，与鸡俱兴，使志安宁，以缓秋刑，收敛神气，使秋气平，无外其志……”在秋天就应该收收心，回顾一下自己上半年的得失，整理一下成果，也反思一下错误。通过夏天努力地工作，秋天也该有所收获。不过即便收成不好，也应该收收心准备过冬，而不是反其道行之，再去努力了。

到了冬天，“冬三月，此谓闭藏，水冰地坼，无扰乎阳，早卧晚起，必待日光，使志若伏若匿，若有私意，若已有得……”在这个猫冬的季节里，就应该好好享受一年的辛劳成果，休息一下，关注自己。同时找三五好友吃些好的进补，也准备一些关系、资源，为来年的“发陈”进行储备。

当然，现代人的工作已经与四季的关系不大了，因为不再是农耕时代，需要根据天时来安排生产。这时人们可以考虑把一天作为一年，也分为四季，以此安排自己的日常生活，早上早起、晚上早睡，上午努力工作、下午静处自省……这就是中医指导工作节奏的例子。

3. 业余学中医，总觉得时间不够用，怎么办

时间管理其实是一个很低级的、技术层面上操作的事。同样一天，我们都知道有二十四小时，但二十四小时产出的效率不一样。背后是什么？背后就是精、气、神。

第一，有没有精、气、神？第二，精、气、神是否专注。如果你在学中医的时候脑子里考虑工作，干脆就别学了。

道家讲得很清楚：“各从其欲，皆得所愿。”我们现在把大量的无聊时间用来刷微博、聊微信、看朋友圈……看完以后眼睛很难受，心里也乱。为什么？不是信息量大，而是垃圾信息太多了，大家每天花时间在上面看的各种信息，基本上都是垃圾。

如果你想提高效率，第一，我们的生活中存在着大量的无聊时间，这些无聊时间你在做什么；第二，我希望大家专注，所谓聚精才能会神，就是说你在做事的时候，就做这件事，谁也别打扰你；第三，请调整日常作息，一般人是朝九晚五，厚朴的秘密是“朝五晚九”——早上五点起床，晚上九点前睡觉。

这样尝试一两个月，再回头看看你们的生活、工作效率，一定会发生很大的变化。

4. 发现工作中的欢喜，找到工作中的乐趣，是提高效率的第一步

冬天的时候，时间也要往后推一推。比如乌鲁木齐往后推两个小时，跟太阳同步。最好的感觉是，太阳没出地平线时就起床，然后看着太阳一点点升起来。道家有个秘传的功夫，就是盯着太阳看。注意，是盯着朝阳，不是大中午的太阳。 如果你受过专业的训练，从科学角度进行分析，能分析出一张照片拍的是朝阳还是夕阳，这是通过温差、色差来分析；从感觉上来分析，朝阳的光、色产生的感觉也跟夕阳不一样，这很难用语言来表达。如果你觉得心情不好、心气不高、心气不足，那就按我说的盯着看太阳升起。

工作是谋生手段，用意识去解决就够了，没必要投入感情和神，让你欢喜让你忧。那你的神往哪儿投？往家庭和爱好上投。

这些年我发现，不是时间不够，而是大家的神不够集中。不够集中的原因，是工作时内心不会产生欢喜的感觉。**发现工作中的欢喜、找到工作中的乐趣，是提高效率的第一步。**这样你不仅不缺时间，更重要的是会发现没有虚度光阴。

第三十四章

徐公释疑四：只靠修行就能治好病吗

有的人想直接修心，达到身心都健康的目的；有的人想通过修身，达到身心健康的目的。我个人认为，一定是通过肉身去修心才是对的。换句话说，你想达到通神的目的，达到悟道的目的，如果你的肉身是不对的，就不可能。

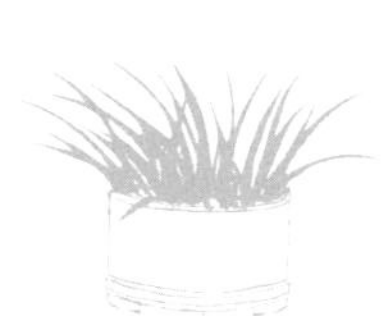

1. 人在患病的状态下出现的情绪、思维和思想都是“邪”的

问： 徐老师，现在很多人认为靠修行就能治好病，您怎么看？

答： 修行，涉及修身和修心。

有的人想直接修心，达到身心都健康的目的；有的人想通过修身，达到身心健康的目的。我个人认为，一定是通过肉身去修心才是对的。换句话说，你想达到通神的目的，达到悟道的目的，如果你的肉身是不对的，就不可能。即使你通了，那也是“通鬼”。

比如有的人得了重病，就去练气功，静坐念佛，然后病就好了。这种事非常罕见。为什么？因为人在患病的状态下出现的情绪、思维和思想都是邪的，是不正常的。如果在这种状态下去修炼，是很危险的。陶弘景在《辅行诀》里提到一个最基本的修行观点，他说：“凡学道辈，欲求永年，先须祛疾。”什么意思？你先把身上的病治好了，把那个负数去掉，咱先归零，归零以后再往正面走，修行悟道。

我们道家讲，要入真境，就是内观，里面会出现脏（臓）腑的脏（藏）象，甚至不同的味道，不同的声音。如果你有病，不可能入真境，这是我最基本的观点。

2. 肉身调好了，你再谈修行的事

如果你生病了，我劝你还是通过正常的手段——中医的刮痧、针灸、按摩、中药等方法调肉身。肉身调好了，其他都会变，然后你再谈修行

的事。

对有抑郁症或焦虑症等心理疾患的人，我从来不去劝他们应该怎么样。他比你明白得多，劝有什么意义呢？就跟你妈劝你赶紧结婚一样，老娘不动心，这么劝有意义吗？不用劝，你把他的肉身改变，他自然就好了。

我们有个学员的妈妈六七十岁了，得了抑郁症。治疗一个多月以后，他听见他妈在隔壁哼歌，一点都不像患有抑郁症一样，那是发自内心的流露。这种人如果通过我们的调养，不用讲任何道理，自然就会好起来。

高兴需要理由吗？只有病到一定程度才需要。小孩子尿泡尿和泥玩儿，特别高兴。你问他："你为什么这么高兴？"他说："你有病啊。"你有病才会问出这样的问题，就是这么简单。

第三十五章

徐公释疑五：记忆力和年龄其实没啥关系

其实，你记不记得住，跟岁数大小一点都没有关系。跟什么有关？只跟你是否发自内心地喜欢不喜欢它有关。

1. 你的“神”喜欢一个东西，你自然就记住了

问：徐老师，年纪大记忆力差，背书难，能学好中医吗？

答：关于背书，大家都认为：哎哟，我都这么大岁数了，干吗要背？

其实，你记不记得住，跟岁数大小一点都没有关系。跟什么有关？只跟你是否发自内心地喜欢不喜欢它有关。如果你收到一封美女给你写的情书，你当天晚上就能背下来，内心还想着“噢，原来她是这么夸我的，原来我这么好”。为什么？因为当你喜欢一个东西的时候，你会不由自主地多看几遍，在心里默念几遍，所以，我希望大家慢慢变得发自内心地喜欢它，别较劲。

老道长曾经跟我说过，你的神喜欢一个东西，你自然就记住了。但这涉及一个问题——你争取让自己喜欢，然后背，如果你不喜欢，是不是就不背了？你发现没有，以你的层次和水平来说，你不喜欢、不理解的东西往往是最重要的，这是最大的问题。

因此，关于背诵有两个方法：一是不以背为目的，而以完成一套程序为目的。把背诵分解成几个过程：先念一遍，有不认识的字标上拼音，做完这个过程大概需要二三十分钟。下一步——抄，看一句，抄一句，抄完了会很有成就感。写得难看也没关系，难看也是自己的字。

这时你会发现，读印刷体的经和自己手抄经的感觉不一样，你瞬间记忆的每一句话，突然在你的脑子里能连成一条线。再读一遍，读完后再抄下一次。基本上五天、十天以后再回来读一遍。按照上述的方法做，你会突然发现在读经或默诵的某个瞬间，一下有意外的收获。

强迫症的那种状态，我就记不住。好比你到晚上睡不着的时候，心想“我今天晚上就不睡了”“别让我睡”，结果突然就睡着了。

2. 肾气、肾精足的人，记忆力是强大的

背诵好的另一个方法就是搞好身体。

我们从来都是把无形的情绪、情感这些东西落实到肉身上。事实证明，**肾气、肾精足的人，记忆力是强大的。**古人讲的“过目成诵”“过目不忘”“倒背如流”完全是存在的，不是特异功能。我想随着站桩炼精化气、炼气化神、炼神还虚，整个过程下来后，你会发现记忆力提高了。

人们说“一孕傻三年”，怀孕以后随之带来的就是记忆力严重下降。身体上的表现有可能是头发变白、脱发、掉牙……女性生完孩子，不管是伤精了也好，失血了也罢，都需要补肾精。

再一个就是长效记忆和瞬间记忆，比如你说一个电话号码，瞬间我就写下来了，你只要保留这个记忆，慢慢地重复延长这个记忆，最后发现你就记住了。这是可训练的。

更重要的是，对成年人来说，学中医最大的优势不是去背它，而是知道它是怎么回事。一说用什么药、用什么方，大夫在计算机上一点就出来了。事实证明，历朝历代很多中医大家都是中年改行的，他把自己的人生阅历和经验都用上了。

中医是人学，我从来都反对高中毕业上医学院，六年就变成大夫。一个高中生什么都不懂，连女朋友都没交过，怎么给人看妇科病？所以，美国培养大夫的那套方法是对的，先拿一个本科学历，然后上医学院。

厚朴现在做的就是学士后中医教育，你必须给我学士学位，我不管你是学什么专业的。你有了自己的职业、阅历再学医，通人情世故是很快的，一点就通。

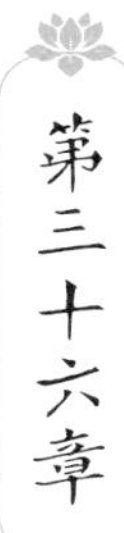

第三十六章

徐公释疑六：痛苦的过往要怎么处理，是原谅、报复，还是遗忘

我们对一个人难以忘怀的时候，他肯定在你的肉身上留下了有形有质的东西。那些东西被去除了，你才能彻底把这件事忘掉。因此，心灵的痛苦肯定有肉身的基础，把肉身修复好了，你才能有一个重新开始的可能。

1. 碰到情绪、感情伤害的时候，一定要找大夫调理

问：徐老师，人艰不拆，但那些痛苦的过往要怎么处理呢？是选择原谅、报复，还是遗忘？

答：记得我跟梁冬对话《黄帝内经》里面，讲过一个幻肢痛——物质的东西（胳膊）没了，无形的东西（疼痛感）还存在。生活中那些使你受伤的事，如果现在还隐隐作痛，就像幻肢痛，那些无形的东西并没有随着时间的流逝而消失。

我说过，你被别人打了一巴掌，如果你想十遍，相当于挨了十巴掌。大家记住，你在外面受的各种伤害，比如气的层面、力的层面、信息的层面等，这些伤害在你的身上总会留下痕迹。

有的是黯然神伤，伤到你的神了；有的是伤到气机的流动，伤到你的气了；有的伤到你的血，会造成瘀血；有的是一口痰糊在那，算是伤到你的精了……这些伤害的痕迹，如果不把它消灭或让它排遣出来，伤害永远存在。

因此，碰到生离死别这种情绪、感情伤害的时候，一定要找大夫调理。你靠自己化解这些伤害，会花费太多时间。虽然有人说："时间可以治疗一切。"假设需要三十年，你只活了二十九年呢？这个伤害也没有得到解决。调理还是效果更好、更有效率的方法。

这种伤害通过中医的办法是能彻底治愈的，绝对不是靠意识层面上反复劝自己"我忘了它吧，我原谅它吧"就能解决的。那些自我劝慰都是在装，装到最后自己很痛苦。

2. 你以为你忘了，就是真的忘了吗

我治疗过很多患者，他们受过的伤害会在梦中重现。

有一个患者跟她的大姑子、公公、婆婆不对付，她都忍着，忍到最后得了严重的抑郁症，经过我的治疗慢慢好了。后来她在梦中指着大姑子叫骂："你去死吧！"第二天早上起来，神清气爽，真的把那些伤害她的东西清除掉了。原来那些东西一直被她压抑在里面，不断地伤害她。

还有一个患者是单身妈妈，生的孩子很好，很优秀。因为几个朋友纷纷来挂我的号，她也随大流来找我看病。问诊的时候她说："我没病，我很坦然，当单身妈妈之前的那段感情经历处理得很好，没受什么伤害。"说完她往诊床上一躺，我就给她腹诊点穴。一点她的膻中穴，她从床上平着就弹起来了，一个鲤鱼打挺。然后她揉着胸口，对我说了一句话："我以为我忘了。"

你以为你忘了，就是真的忘了吗？

我们对一个人难以忘怀的时候，他肯定在你的肉身上留下了有形有质的东西。那些东西被去除了，你才能彻底把这件事忘掉。因此，**心灵的痛苦肯定有肉身的基础，把肉身修复好了，你才能有一个重新开始的可能。**

现在很多人没法开始一段新的感情生活，或者没法结婚，其中一个原因就是N个前男友或前女友都在里面待着，一个都不能少。

按照我的治疗经验，那些负面的东西是一层一层往外冒的，留下伤害最浅的先冒出来，然后一个一个地往外走。有一个最深的，特别不好弄，但也能弄出来。只要你不恋邪，只要你跟大夫在同一战线，就能解决这个问题。

只有这些"前辈"走了以后，这个人才会活得自在。很多人达不到自

在，就是因为有他在，而且有 N 个他在，甚至那个“他”还可能是动物，比如自己养的宠物死了，难以释怀。那些“他在”都是邪气。

卧佛寺的大殿有一块匾，上面写着四个字——“得大自在”。“大自在”是佛家的境界，是涅槃吧；道家则是追求活的时候能实现自在。我看有些小孩玩泥巴，那个状态很自在，他没有分任何神在外面，是全神贯注的，是忘我的。

因此，我希望我们的成年人先学会跟自己相处，能有一种自在。所谓自在，就是跟自己相处得非常好。

第三十七章

徐公释疑七：『入芝兰之室，久而不闻其香』

我个人认为不要用精油。如果要用精油，你到底是想治病还是想放松？如果想通过精油放松，不如买张机票去泰国，人家做得专业。

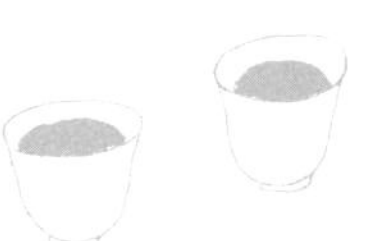

问：徐老师，现在很流行精油，请问精油可以用吗？

答：香这个事我很早就接触过，厚朴原来一直想开香道课，教大家闻香。后来发现一是成本太高了，另外现在市场上的假香居多，并且化学成分太多，我觉得干脆就别碰香了。

对于闻香这件事，我对气味天生就比较敏感，我训练自己看病保持专注，基本上患者身上的气味我都能闻得出来。我不让我的患者喷香水，有的患者说："我没喷香水，我用的是精油。"

我也不是很赞同用精油，有句话叫"入芝兰之室，久而不闻其香""入鲍鱼之肆，久而不闻其臭"。我们提倡的是"呼吸精气，独立守神"，就是保持一种平和之气，这种平和之气就是嚼得菜根。什么叫"嚼得菜根"？你平时把自己的身体状态调到吃白菜根那种甘淡无味的状态，再有五味进来的时候，你才能和五味。这就是古人说的"甘受和，白受采"，意思是一张白纸才可以画多彩的图画。如果你平时总闻这种香的东西，最后你是什么状态？真到了需要闻香的时候，它不管用了。就像四川江油人炖猪肉放附子一样，他们都是100克、200克这么用，如果大夫给他们开药，还得掂量附子是开5克还是10克，人都是有这种耐受性的。

我个人认为，贵贱的区别就是你把自己的身体看得有多重。因此，我基本上不碰这种东西。而且我们中堂供黄帝像的香，我也是精挑细选。我发现香跟香的质量差别太大了，有些香直接就扔掉吧，那种香闻着是有害的。

因此，我个人认为不要用精油。如果要用精油，你到底是想治病还是想放松？如果想通过精油放松，不如买张机票去泰国，人家做得专业。

第三十八章

徐公释疑八：你才是最高级的智能

如果一个低级的中医，就像我说过的死记硬背《伤寒论》的条文，然后根据病症去配药，人工智能完全可以取代这种中医，没有存在的意义。中医要想存在下去，永远要做到人工智能取代不了你。

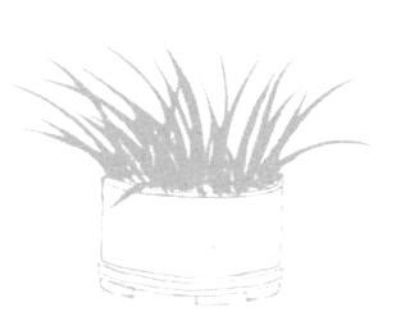

1. 什么事是计算机永远替代不了的

问：徐老师，有了人工智能，中医还有戏吗？

答：人工智能是现在炒得很火的东西，其实它很早就出现了。

20 世纪 80 年代，也就是我上大学的时候，东直门医院就用计算机辅助诊断，把名老中医的经验输进去，再把患者的症状录进去，然后方子就出来了，很高科技，但后来不了了之了。

关于人工智能，我是这么考虑的：如果一个低级的中医，就像我说过的死记硬背《伤寒论》的条文，然后根据病症去配药，人工智能完全可以取代这种中医，没有存在的意义。中医要想存在下去，永远要做到人工智能取代不了你。

人们都说下围棋、下象棋，这是计算逻辑，有其自身的计算方法。百度有它的算法，Google 也有它的算法，只要有逻辑、有计算，就是人工智能可以替代的。中医不要去做这些事，去做它永远替代不了的事。

什么事是计算机永远替代不了的？感觉！

举个例子，你到屋里一看温度表，上面显示 10℃，湿度可以用湿度计测出来，这些是人工智能可以理解的，因为是可度量的指标。再去同样温度、湿度的庙里、地下室、墓里，人工智能表示都是一样的。但你进去以后，你会感觉不一样。因为你就是一个上帝制造的最高级的“上帝智能”，人工智能取代不了，对吧？

韩非在两千年前就把这件事搞清楚了，通过《郑人买履》的故事也讲得很清楚，“宁信度，无自信也”。我们现在都相信指标，谁还相信自己的感觉？

2. 计算机能干的事你们都不要干，你们去干计算机干不了的事

有人说："徐老师，您这就是偏激、抬杠了。"

我们当然要看体检指标，但我告诉你会出现这么一个问题：假如患者发高热到40℃，会觉得浑身发冷，还会说："快关上门，盖上被子，我怕冷。"主观感觉是冷，客观指标是热，大夫用什么药？是拿冰块给他敷上，还是给他吃麻黄汤？如果按客观指标走，大夫就去给他弄冰块；如果按主观感觉走，大夫要给他吃热药。一个是人工智能，一个是你的智能，你相信哪个？

有一个患者是IT界的高手，曾经融资过几千万美元，烧过钱，也挣过钱。他比我小七八岁，觉得活着很痛苦，到医院检查所有指标正常。

如果换作是你，你检查完是什么感觉？是不是想把医院砸了？很多患有焦虑症的人，都觉得自己心绞痛，要憋死了，但到医院做心电图都是正常的，当时就有焦虑症的人把急诊室砸了。人工智能告诉你，你没病，可是你觉得自己活得太痛苦了。

患者到我这里一检查，我说："你病得太重了，有猝死的可能。"我给他调了半年，好了。好了以后，他把所有的钱投了中医学堂，开了家诊所，一直在赔钱。我说："你要是用这钱炒房子，现在得翻好几倍。你看你，投到中医亏了。"他说："徐老师，我捡了一条命，这比什么都值！"为什么他那么一个成功赚钱的人，居然转到一个不赚钱的行业，还心甘情愿？就是因为我们更通人性，人工智能不可能有人性。哪天你跟人工智能谈恋爱，你跟他（她）一对眼神，就爱上了。人工智能得算多少遍？怎么算？苹果机那个Siri，你跟它对话："我爱你！"Siri回答："我也爱你。"这叫谈恋爱？

我跟厚朴中医学堂的学生说，**计算机能干的事你们都不要干，你们去干计算机干不了的事！**

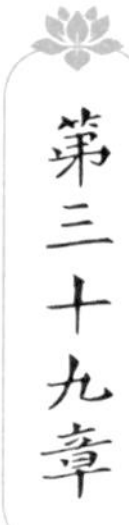

徐公释疑九：学国学，会遇到哪些「坑」

我们一读这些字就知道，原来我们的祖先这么高级。这些词都有特定的含义，我们现在都搞模糊，模糊以后就不知道自己活得粗鄙、浅薄、糙。

问：徐老师，我们现代人学国学，会遇到哪些“坑”？

答：文字就是个最大的坑。因为文明靠文字的记载和传递，我告诉你们，现在很多人已经很难弄明白汉字了。

我们现在爬山、去古庙参观，一看对联，大部分字不认识，少数认得的几个字又不懂是啥意思。完了，祖宗的东西都不懂了。

我们现在总是混用近义词，用到最后变成同义词了，甚至把很多反义词一起用，把反义词变成一个意思了。比如舍得，我们现在说你舍得不舍得，到底是舍还是得？我们都知道说的是舍的意思，但为什么加个“得”？你干吗那么啰唆？所以可以去读《字里藏医》，要读出我背后的苦心。

我们碰到任何一个字，别想当然地去理解，比如世代，什么叫“世”？有人说世就是代；再比如健康，什么叫“健”？有人说健就是康……这都是胡扯。

我们现在说的世界，世和界是两个意思，讲的是时空，世是时，界是空。“世界”这个词两个字，本来是两个意思，我们翻译成 world，那不是扯吗？还有宇宙，宇讲空间，宙讲来往、时间。

我们一读这些字就知道，原来我们的祖先这么高级。这些词都有特定的含义，我们现在都搞模糊，模糊以后就不知道自己活得粗鄙、浅薄、糙。

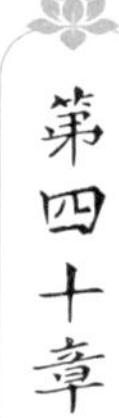

第四十章

徐公释疑十：于无句读处读书

读书的第一件事——句读。我抄经的时候，看一句，写一句，不会看一个字写一个字。抄完了以后，没有标点符号，我拿起来再读一遍，能读下来。行了，句读这个工作就完成了。

问：徐老师，古人为啥不用标点，是懒还是为省纸？

答：古人写书是没有标点符号的，顶多用个“之”“乎”“者”“也”。因此读古书第一点是要标句读（dòu），而且这个句读很有意思，句读点错了，意思全变了。我们上中学时都学过“下雨天留客天留我不留”，那人句读成：“下雨天留客，天留我不？留！”

为什么古人干这种“蠢事”呢？如果他标了句读，你就不会产生误会了。为什么这么做呢？古人的意思是，我就不标，什么时候你的思想跟我同频共振了，你自然会标出来。你要是错了，就是你活该，明白吗？什么叫“读书百遍，其义自见”？第一遍都读不下来，怎么下标点？读着读着发现，哦，原来是这个意思。

因此，读书的第一件事——句读。我抄经的时候，看一句，写一句，不会看一个字写一个字。抄完了以后，没有标点符号，我拿起来再读一遍，能读下来。行了，句读这个工作就完成了。

什么叫“经”？经是从天上垂直掉下来的东西，古人最高级的境界是不依赖于文字的。干吗非要写文字？非得嘚吧嘚说的时候，人已经退化得不得了。但我们现在没到那种境界——你别说话，我就明白了，拈花一笑，全懂了，还没到那份儿上。因此我们就得通过读经做桥梁来理解古人的思想，当然读经还是从句读（dòu）开始的。

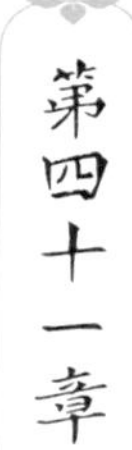

第四十一章

徐公释疑十一：只有讲礼的人才会有『人和』

邀请是古代礼仪，讲礼仪的目的是调和人际关系。失礼的人不会有好人缘，也很难长久维系关系，只有讲礼的人才会有『人和』。

1.“邀”一般适用于陌生或不太熟悉的人之间

邀，是提出要求、约请，表达自己的一种态度和意向，具有试探性、礼节性，比较务虚，不设定或比较粗略地谈到具体细节，比如时间、地点、报酬，等等。

邀一般适用于陌生或不太熟悉的人之间，或下级对上级、晚辈对长辈，等等。邀带走之旁，有殷勤、上门、奔走等具体行动，除了邀请以外，还有邀功、邀宠，等等。

比如，李白的“举杯邀明月”就比较务虚，有一厢情愿的举动，而没有实质的回馈；白居易的“移船相近邀相见”，就是对不相识的人的礼貌客套，如果说“请相见”，就有些强迫、霸权、失礼。普通人说“有空到我家串门”或“改天一起吃饭”等都是邀。

2.“请”是“邀”的具体落实

请，就比较正式和务实，是邀的具体落实。请带言字边，并不是口头的意思，言在古代是很正式、庄重的，比如代天言事，黄帝“弱而能言”，所以请更有敬意、更庄重。

没有邀约，上来就请的一般是熟人之间或上级对下级。而先邀后请，则是基本礼仪，目的是维护各自的体面。邀有可能被拒绝、被推托或无回应，因为务虚、不具体，所以邀方也不丢面子；请似有强迫、强加的味道，比如请君入瓮。所以，如果不邀而请，就显得强人所难，很不礼貌，被人拒绝也很尴尬；如果邀而不请，尽玩虚的，让人空等，有可能是主人没诚意，也有可能是下级没落实。

外交辞令中说："我方邀请某某在方便的时候访华，某某愉快地接受了邀请。"其实这里的邀请就是邀，等外交部协调好具体的时间、地点、规模、会谈内容等，那就是请了。

邀请是古代礼仪，讲礼仪的目的是调和人际关系。失礼的人不会有好人缘，也很难长久维系关系，只有讲礼的人才会有"人和"。

图书在版编目（CIP）数据

中医的常识 / 徐文兵著 . -- 南昌 : 江西科学技术出版社 , 2022.12

ISBN 978-7-5390-8394-0

Ⅰ. ①中… Ⅱ. ①徐… Ⅲ. ①养生（中医）－基本知识 Ⅳ. ① R212

中国版本图书馆 CIP 数据核字 (2022) 第 201493 号

国际互联网（Internet）地址：http://www.jxkjcbs.com
选题序号：ZK2022274

监　　制 / 黄　利　万　夏
项目策划 / 设计制作 / 紫图图书 ZITO®
责任编辑 / 魏栋伟
特约编辑 / 马　松　谭希彤
营销支持 / 曹莉丽

中医的常识　　　徐文兵 / 著

出版发行	江西科学技术出版社
社　　址	南昌市蓼洲街 2 号附 1 号　邮编 330009 电话:（0791）86623491　86639342（传真）
印　　刷	艺堂印刷（天津）有限公司
经　　销	各地新华书店
开　　本	710 毫米 ×1000 毫米　1/16
印　　张	19
字　　数	287 千字
版　　次	2022 年 12 月第 1 版　2022 年 12 月第 1 次印刷
书　　号	ISBN 978-7-5390-8394-0
定　　价	69.90 元

赣版权登字 -03-2022-286